中医经典文库

寓 意 草

清·喻昌 撰

艾 军 戴 铭
李志刚 王赟华 校注

中国中医药出版社
·北 京·

图书在版编目（CIP）数据

寓意草/（清）喻昌撰；艾军等校注．—北京：
中国中医药出版社，2008.12（2023.7重印）
（中医经典文库）
ISBN 978-7-80231-508-2

Ⅰ. 寓… Ⅱ. ①喻…②艾… Ⅲ. 医案—中国—清
代 Ⅳ. R249.49

中国版本图书馆 CIP 数据核字（2008）第 122916 号

中国中医药出版社出版
北京经济技术开发区科创十三街31号院二区8号楼
邮政编码 100176
传真 010-64405721
保定市西城胶印有限公司印刷
各地新华书店经销

*

开本 850×1168 1/32 印张 5.125 字数 87 千字
2008 年 12 月第 1 版 2023 年 7 月第 6 次印刷
书 号 ISBN 978-7-80231-508-2

*

定价 19.00 元
网址 www.cptcm.com

如有质量问题请与本社出版部调换（010-64405510）

服务热线 010-64405510
购书热线 010-89535836
微商城网址 https://kdt.im/LIdUGr

《中医经典文库》专家顾问委员会

前言

中华医药源远流长，中医药理论博大精深，学说纷呈，流派林立，要想真正理解、弄懂、掌握和运用她，博览、熟读历代经典医籍，深入钻研，精思敏悟是必经之路。古往今来，凡是名医大家，无不是在熟读精研古籍名著，继承前人宝贵经验的基础上，厚积薄发、由博返约而成为一代宗师的。

故此，老一辈中医药专家都在各种场合呼呼“要加强经典学习”;“经典是基础，传承是关键”。国家有关行政部门也非常重视，在《国家中长期科学和技术发展规划纲要（2006～2020）》中就明确将“中医药传承与创新”确立为中医药领域的优先主题，国家中医药管理局启动了“优秀中医临床人才研修项目”，提出了“读经典，做临床”的口号。我们推出这套《中医经典文库），也正是为了给广大中医学子阅读中医经典提供一套系统、精良、权威，经得起时代检验的范本，以倡导研读中医经典之风气，引领中医学子读经典、用经典，为提高中医理论和临床水平打牢根基。

本套丛书具有以下特点：①书目权威：丛书书目先由全国中医各学科的学科带头人、一流专家组成的专家指导委员会论证、筛选，然后经专家顾问委员会审核、确定，均为中医各学科学术性强、实用价值高，并被历代医家推崇的代表性著作，具有很强的权威性；②版本精善：在现存版本中精选其中的最善者作为底本，让读者读到最好的版本；③校勘严谨：聘请具有深厚中医药理论功底、熟谙中医古籍文献整理的专家、学者精勘细校，最大限度地还原籍的真实面貌，确保点校的高质量。

在丛书出版之际，我们由衷地感谢邓铁涛、朱良春、李经纬、余瀛鳌等顾问委员会的著名老中医、老专家，他们不顾年迈，热情指点，让我们真切感受到老一辈中医药工作者对中医药事业的拳拳挚爱之心；我们还要感谢专家指导委员会的各位专家和直接参与点校整理的专家，他们不辞辛苦，兢兢业业，一丝不苟，让我们充分领略到中医专家的学者风范。这些都将激励我们更加努力，不断进取，为中医药事业的发展贡献出更多无愧于时代的好作品。

中国中医药出版社

2007 年 1 月

内 容 提 要

《寓意草》是著名的中医医案著作，明末清初医家喻昌撰于公元1643年（明崇祯十六年）。全书不分卷，前有医论二篇，强调“先议病，后用药”，并制定了议病格式。其后收录以内科杂病为主的疑难病案60余则，每案记述患者发病情况、症状体征、病情变化和治疗过程，分析病因病机，阐明治法方药，还以设问的方式，讨论其关键和疑难所在。本书选案典型，记述完备，分析精当，辨证准确，善用古方，用药灵活，见解独特，发挥颇多，在医案著作中有相当的影响，对中医学习、研究和临床都有指导意义。

校 注 说 明

《寓意草》是中医著名的医案著作，明末清初医家喻昌撰于公元 1643 年（明崇祯十六年）。喻昌，字嘉言，号西昌老人，江西新建（今江西南昌）人。生于公元 1585 年，卒于公元 1664 年。与张路玉、吴谦齐名，号称清初三大家。还著有《尚论篇》、《医门法律》等。

《寓意草》全书不分卷，前有医论二篇，强调“先议病，后用药”，并制定了议病格式。其后收录以内科杂病为主的疑难病案 60 余则，每案记述患者发病情况、症状体征、病情变化和治疗过程，分析病因病机，阐明治法方药，还以设问的方式，讨论其关键和疑难所在。本书选案典型，记述完备，分析精当，辨证准确，善用古方，用药灵活，见解独特，发挥颇多，在医案著作中有相当的影响。

为了更好地为中医学习、研究和临床提供有价值的参考书，我们对《寓意草》进行了点校整理，具体方法如下：

一、版本选择。以明崇祯十六年癸未（公元 1643 年）刻本（以下简称“原本”）为底本，以光绪二十年（公元 1894 年）上海图书集成本（以下简称“光绪本”）

为主校本，以中国中医药出版社 1999 年版《喻嘉言医学全书》为参校本。

二、校勘方法。力求保存著作之原貌，以对校为主，参以本校、他校和理校。

1. 底本与校本文字不同，若底本正确而校本有误，保留底本原貌，不出校记；若文意不同，可两存其义者，或疑底本有误者，原文不动，出校记说明；底本有错讹、脱漏、衍文、倒文或底本文义劣于校本者，据校本改、补、删、移，并出校记。

2. 底本中的繁体字、异体字径改为通行简体字，如“効”—“效”、“踰”—“逾”、“痺”—“痹”、“慾”—“欲”等；对明显的错别字，如“脏燥”—“脏躁”、“母”—“毋”、“日”—“曰”等，据文义径改；涉及中医药名词术语等不规范用字，如“旋伏花”—“旋覆花”、“伏苓”—“茯苓”、“藏府”—“脏腑”等，均按现行教科书规范用法径改。以上改动均不再出校记。

3. 底本引用他书文献，凡不悖医理、文义的，不予校勘。

三、断句标点。根据文理和医理，对底本原文进行标点，使用通行的标点符号，以逗号、句号为主。凡引用文字，不标引号，只在其前标冒号。

四、目录编排。底本目录错漏较多，现据正文标题和内容对其进行校改和重新编排，不出校记。

本次点校得到中国中医药出版社以及广西中医学院学校领导、学科办的关心和支持，广西中医学院图书馆在版本选择和使用方面提供了极大的便利，在此一并表示衷心感谢！虽然我们做了很多工作，力求更加完善，但由于时间仓促，学养有限，错误难免，不妥之处，请读者批评指正。

校注者

2008 年 9 月

喻嘉言寓意草序

古人之传者三，曰农书、兵书、医书。农书废而稼穑之宫阙，兵书废而王霸之略分，医书废而性命之理失。或伪而托，如《阴符》、《六韬》；窃附其义，如《地员》、《任地》诸书。其说虽传，寖讹妄矣！医之原始，《神农本草》、《黄帝素问》。而《本草》已载朱崖、赵国，显然后人所羼注；源本征强，传《素问》亦蛇足骈拇之丑。然则奈何之？三者皆至精之器，神而明之，存乎其人，非同鹑鷇刍狗也。上古以神灵为医，医有道；中古以仙术为医，医有方。然《周礼》疾、食、疡医隶于六官，以保王躬、掌民疾，且命医为师，俾出政令。班固《汉书》以医经七家、经方十一家、方伎三十六家，并于神仙之左右。其言曰："论病以及国，原诊以知政。"其职贵，其道尊。自兹而降，上秪视为尚药奉御之名，下直比于儒墨逃归之术，五药无功，民命夭枉，至以周官十失之意，制为庸误之条。吁！亦可伤矣！予不敏，备员禁闼，拟疏请国家，重视典医，或别置一科，选贤敛福；否亦设学，裒聚生徒，讲论三品。而有志未逮，退隐野田。既一身多病，手弄刀圭。家大人有少腹疝十年，求医不得灵艾，以是把臂与嘉言。遇有荐嘉言者曰："先生来自松门，状貌髣髴涪翁。言人疾病多奇中，人有求者，未尝以事辞。然落落寡所合。"予曰："噫嘻！是殆简栖味道，高才而无贵仕，古所叹为隐君子者也。"与之语道理，明阴阳，见本末，辨古今事当否，论人高下成败，如铢两轻重，不失龠黍。予尝读叔夜《养生论》，谓神仙"特受异气，禀之自然，非积学所能致。"夫神仙焉有不学者？河上公结草河湄，日诵《老子》；陶弘景窃观仙书，嗟欣忘倦。嘉言通涉覃研，自经史百家，以讫释典道记、星历戎钤、山经水注，综析无外；性恬淡，与世无营。郡县以明经趣治舍人装，公卿间多以征书至。嘉言不乐仕进，且恶末俗礼法绳人，放屣不顾。慕包山灵墟，过而访道，一二知己挽留吾地，嘉言亦于焉，逍遥不忍去。其于医，譬犹勇之于将，特数分之一而已。然而道高矣，知希矣。阮嗣宗虽口不论人过，而人恒忌之。故郭玉四难，首在自任不能用。嘉言曰："彼即不用，吾道不可不明。"爰推病因，各著一说，抽扬未有，剖抉尽韫。越人视臓，文挚见心，犹隔垣洞形，自矜鉴灼。此则发挥天地，博观鸿蒙，精理微言，直与《西铭》、《皇极》诸书启悟性功，而羽翊圣哲，非徒供道人《肘后百一方》与病者、泚然汗下作《七发》奇书也。今天下疮痏遍地，边腹受病，真所谓解颅漱脏，立传神膏之时矣！

上方瘏瘵孔疚，侧思《药言》，而瞑眩之功未奏，淹留之患日深。夫药食尝于卑，然后至于贵；药言献于贵，然后闻于卑。则欲去病必先药，欲求药必先言忠臣直友、明史良医。汉儒每以养之理比于治国，其在于今无亦言者，犹夸美疹讳药石欤！内经曰：“圣人不治已病治未病，不治已乱治未乱。”然不言所以为治者，其道何居？而曰：“圣人春夏养阳，秋冬养阴。”或亦知所以养，即知所以治。其理似迂而非迂也。嘉言是草微而臧，博而达，取譬以为仁方，非治也，养也。呜呼！虽古医书，何以过焉！

娄东友弟胡周鼒卣臣拜题

寓意草自序

闻之医者意也。一病当前，先以意为运量，后乃经之以法，纬之以方，《内经》所谓微妙在意者是也。医孰无意？而浅深由是，枘凿由是，径庭由是，而病机之安危倚伏，莫不由是。意之凝释，剖判荒茫，顾不危耶？大学诚意之功，在于格致，而其辨尤严于欺慊之两途。盖以杀机每随于阴幽，而生机恒苞于粹白。庄周曰：天地之道，近在胸臆，万一肺腑能语，升坠可怜，先儒人鬼关之辨精矣。昌谓医事中之欺慊，即众人之人鬼关也。奈何世之业医者，辄艳而称儒；儒之诵读无灵者，辄徙而言医。究竟无（主）之衷，二三杂揉，医与儒之门，两无当也。求其拔类者，长沙一人而已。代有哲人，然比之仙释，则寥寥易于指数，岂非以小道自隘，莫溯三氏渊源乎？夫人生驱光逐景，偶影同游，欣慨交心，况于生死安危，忍怀侥幸。芸芸者物也，何以不格？昭昭者知也，何以不致？惟虚惟无，萌于太素者意也，何以不诚？格一物，即致一知，尚恐逐物求知，乃终日勘病。不知病为何物，而欲望其意之随举随当也，不亦难乎！昌于此道无他长，但自少至老，耳目所及之病，无不静气微心，呼噏与会，始化我身为病身。

负影只立，而呻吟愁毒，恍惚而来，既化我心为病心。苟见其生，实欲其可，而头骨脑髓，捐之不惜。倘病多委折，治少精详，蚤已内照。他病未痊，我身先瘁，渊明所谓斯情无假，以故不能广及。然求诚一念，多于生死轮上，寂寂披回。不知者，谓昌乃从纸上得之。夫活法在人，岂纸上所能与耶？譬之兵法军机，马上且不能得，况于纸上妄谈孙吴。但令此心勤密在先，冥炅[1]之下，神挺自颖。迩年先议病后用药，如射者引弓，预定中的之高下，其后不失，亦自可观，何必剜肠涤肺，乃称奇特哉！不揣欲遍历名封，大彰其志。不谓一身将老，世态日纷，三年之久，不鸣一邑。幸值谏议卣臣胡老先生建言归里，一切修举，悉从朝庭起见。即昌之一得微长，并蒙格外引契，参定俚案之近理者，命名《寓意草》。捐赀付梓，其意欲使四方周览之士，大破成局，同心悯痛，以登斯民于寿域，而为圣天子中兴燮理之一助云。然则小试寓意，岂易易能哉！

崇祯癸未岁季冬月西昌喻昌嘉言甫识

〔1〕炅：光绪本作“灵”。

目　录

先议病后用药……………………………………………（1）
与门人定议病式…………………………………………（2）
论金道宾真阳上脱之症…………………………………（4）
金道宾后案………………………………………………（6）
辨袁仲卿小男死症再生奇验并详诲门人………………（8）
辨黄长人伤寒疑难危症治验并详诲门人 ……………（14）
治金鉴伤寒死症奇验 …………………………………（16）
辨徐国祯伤寒疑难急症治验 …………………………（17）
治钱仲昭伤寒发斑危症奇验 …………………………（18）
治伤寒坏症两腰偻废奇验 ……………………………（19）
辨黄起潜曙修时气伤寒治各不同 ……………………（20）
辨王玉原伤寒后余热并永定善后要法 ………………（21）
答门人问蒋中尊受病致死之因 ………………………（23）
论内伤转疟宜防虚脱并治验 …………………………（25）
推原陆中尊疟患病机及善后法 ………………………（26）
力争截疟成胀临危救安奇验 …………………………（28）
详述陆平叔伤寒危证治验并释门人之疑 ……………（30）
面议何茂倩令媛病单腹胀脾虚将绝之候 ……………（33）
辨痢疾种种受症不同随症治验 ………………………（34）

面议少司马李萍槎先生误治宜用急疗之法 ……… (39)
面议陈彦质临危之症有五可治 …………………… (42)
论黄湛侯吐血暴症治验 …………………………… (44)
论闻君求血症兼痰症治法 ………………………… (45)
为顾枚先议失血症治并论病机 …………………… (46)
面论顾季掖乃室奇症治之奇验 …………………… (49)
面论姜宜人奇症与交肠不同治法迥异 …………… (51)
治陆令仪尊堂肺痈奇验 …………………………… (52)
议郭台尹将成血蛊之病 …………………………… (54)
答门人问州守钱希声先生治法 …………………… (55)
治李思萱乃室膈气危病治验 ……………………… (58)
辨黄咫旭乃室膈气危症用缓治法而愈 …………… (60)
面议倪庆云危症再生治验 ………………………… (61)
论吴叔宝无病而得死脉 …………………………… (63)
面论大司马王岵翁公祖耳鸣用方大意 …………… (65)
直叙王岵翁公祖病中垂危复安始末 ……………… (68)
直推岵翁公祖病后再误贻患 ……………………… (70)
直叙立刻救苏刘筠枝不终其用之故 ……………… (72)
论徐岳生将成痿痹之症 …………………………… (74)
论江冲寰先生足患治法 …………………………… (75)
论钱太封翁足患不宜用热药再误 ………………… (77)
论浦君艺喘病症治之法 …………………………… (78)
论吴吉长乃室及王氏妇肺病误药之治验 ………… (81)
论鼎翁公祖颐养天和宜用之药 …………………… (82)

论受先先生漏症善后之宜 …………………… (84)
详胡太封翁疝症治法并及运会之理剿寇之事 …… (86)
详辨谏议胡老先生痰饮小恙并答明问 ……… (90)
论顾鸣仲痞块痼疾根源及治法 ……………… (95)
袁聚东痞块危症治验 ………………………… (96)
论杨季蘅风发之症并答门人四问 …………… (98)
治叶茂卿小男奇症效验并详诲门人……………… (104)
议沈若兹乃郎肠澼危症并治验……………… (105)
辨治杨季登二女奇症奇验…………………… (107)
直叙顾諟明二郎三郎布痘为宵小所误……… (108)
论刘筠枝长郎失血之症……………………… (110)
论钱小鲁嗜酒积热之症……………………… (111)
面论李继江痰病奇症………………………… (114)
吴添官乃母厥巅疾及自病真火脱出治验…… (115)
论体盛绝孕治法……………………………… (117)
华太夫人饵术方论…………………………… (118)
陆子坚调摄方论……………………………… (120)
与黄我兼世兄书……………………………… (121)
辨黄鸿轩臂生痈疖之证并治验……………… (123)
论士大夫喜服种子壮阳热药之误…………… (124)
论治伤寒药中宜用人参之法以解世俗之惑……… (127)
论吴圣符单腹胀治法………………………… (130)
论善后之法…………………………………… (131)
详论赵三公令室伤寒危症始末并传诲门人……… (134)

先议病后用药

从上古以至今时，一代有一代之医，虽神圣贤明，分量不同，然必不能舍规矩准绳以为方圆平直也。故治病必先识病，识病然后议药，药者所以胜病者也。识病则千百药中，任举一二种用之，且通神，不识病则歧多而用眩。凡药皆可伤人，况于性最偏驳者乎？迩来习医者众，医学愈荒，遂成一议药不议病之世界，其夭枉不可胜悼。或以为杀运使然，不知天道岂好杀恶生耶？每见仕宦家，诊毕即令定方，以示慎重，初不论病从何起，药以何应，致庸师以模棱迎合之术，妄为拟议。迨药之不效，诿于无药。非无药也，可以胜病之药，以不识病情而未敢议用也，厄哉！《灵枢》、《素问》、《甲乙》、《难经》无方之书，全不考究，而后来一切有方之书，奉为灵宝。如朱丹溪一家之言，其《脉因症治》一书，先论脉，次因，次症，后乃论治，其书即不行。而《心法》一书，群方错杂，则共宗之。又《本草》止述药性之功能，人不加嗜。及缪氏《经疏》兼述药性之过劣，则莫不悬之肘后。不思草木之性亦取其偏，以适人之用，其过劣不必言也，言之而弃置者众矣。曷不将《本草》诸药尽行删抹，独留无过之药五、七、十种而用之乎？其于《周礼》令医人采毒药以供医事之旨，及历代帝王恐《本草》为未备，而博采增益之意，不大刺缪乎？欲破此惑，无如议病精详，病经议明，则有是病即有是药，病千变药亦千变，且勿论造化生心之妙，即某病之以某药为良，某药为劫者，至是始有定名。若不论病，则药之良毒善恶，何从定之哉？可见药性所谓良毒善恶，与病体所谓良毒善恶不同也。而不知者，必欲执药性为去取，何其陋耶？故昌之议病，非得已也。昔人登坛指顾，后效不爽前言；聚米如山，先事已饶硕画。医虽小道，何独不然？昌即不能变俗，实欲借此榜样，阐发病机，其能用不能用何计焉？

胡卣臣先生曰：先议病后用药，真《金匮》未抽之论。多将熇熇，不可救药，是能议病者；药不瞑眩，厥疾不瘳，是能用药者。

与门人定议病式

某年、某月、某地、某人、年纪若干，形之肥瘦长短若何？色之黑白、枯润若何？声之清浊、长短若何？人之形志苦乐若何？病始何日？初服何药？次后再服何药？某药稍效，某药不效？时下昼夜孰重？寒热孰多？饮食、喜恶多寡，二便滑涩有无？脉之三部九候，何候独异？二十四脉中何脉独见？何脉兼见？其症或内伤，或外感，或兼内外，或不内外，依经断为何病？其标本先后何在？汗、吐、下、和、寒、温、补、泻何施？其药宜用七方中何方？十剂中何剂？五气中何气？五味中何味？以何汤名为加减和合？其效验定于何时？一一详明，务令纤毫不爽，起众信从，允为医门矜式，不必演文可也。

某年者，年上之干支，治病先明运气也。某月者，治病必本四时也。某地者，辨高卑、燥湿、五方异宜也。某龄、某形、某声、某气者，用之合脉，图万全也。形志苦乐者，验七情劳逸也。始于何日者，察久近传变也。历问病症药物验否者，以之斟酌已见也。昼夜寒热者，辨气分、血分也。饮食、二便者，察肠胃乖和也。三部九候何候独异，推十二经脉受病之所也。二十四脉见何脉者，审阴阳、表里无差忒也。依经断为何病者，名正则言顺，事成如律度也。标本先后何在者，识轻重次第也。汗、吐、下、和、寒、温、补、泻何施者，求一定不差之法也。七方——大、小、缓、急、奇、偶、复，乃药之制，不敢滥也；十剂——宣、通、补、泄、轻、重、滑、涩、燥、湿，乃药之宜，不敢泛也。五气中何气、五味中何味者，用药最上之法，寒、热、温、凉、平，合之酸、辛、甘、苦、咸也。引汤名为加减者，循古不自用也。刻效于何时者，逐款辨之不差，以病之新久，五行定痊期也。若是则医案之在人者，工拙自定，积之数十年，治千万人而不爽也。

胡卣臣先生曰：此如条理始终，然智圣之事已备。

论金道宾真阳上脱之症

金道宾之诊，左尺脉和平，右尺脉如控弦、如贯索上冲甚锐。予为之骇曰：是病枝叶未有害，本实先拨，必得之醉而使内也。曰：诚有之，但已绝欲二年，服人参斤许，迄今诸无所苦，惟闭目转盼，则身非己有，恍若离魂者然，不识可治与否？予曰：可治。再四令疏方，未知方中之意，归语门人，因请立案。予曰：凡人佳治当前，贾勇以明得意，又助之以麴蘖，五脏翻覆，宗筋纵弛，百脉动摇，以供一时之乐，不知难为继也。尝有未离女躯，顷刻告殒者矣。是病之有今日者，幸也。绝欲二年，此丈夫之行可收桑榆者，但不知能之不为乎，抑为之不能乎？不为者，一阳时生，斗柄常[1]运；不能者，相安于无事而已。夫人身之阴阳相抱而不脱，是以百年有常，故阳欲上脱，阴下吸之，不能脱也；阴欲下脱，阳上吸之，不能脱也。即病能非一，阴阳时有亢战，旋必两协其平。惟大醉大劳，乱其常度，二气乘之脱离，所争不必其多，即寸中脱出一分，此一分便孤而无偶，便[2]营魄不能自主。治法要在寻其罅漏而缄固之。断鳌立极，炼石补天，非饰说也。若不识

〔1〕 常：原作“尝”，据光绪本改。
〔2〕 便：光绪本作“使”，可参。

病所，而博搜以冀弋获，虽日服人参，徒竭重赀，究鲜实益。盖上脱者，妄见妄闻，有如神灵；下脱者，不见不闻，有如聋瞶。上脱者，身轻快而汗多淋漓；下脱者，身重着而肉多青紫。昔有新贵人，马上扬扬得意，未及回寓，一笑而逝者，此上脱也。又有人寝而遭魇，身如被杖，九窍出血者，此下脱也。其有上下一时俱脱者，此则暴而又暴，不多经见者。其有左右相畸而脱者，左从上，右从下，魂升魄降，同例也。但治分新久，药贵引用。新病者，阴阳相乖，补偏救敝，宜用其偏；久病者，阴阳渐入，扶元养正，宜用其平。若久病误以重药投之，转增其竭绝耳。引用之法：上脱者，用七分阳药，三分阴药而夜服，从阴以引其阳；下脱者，用七分阴药，三分阳药而昼服，从阳以引其阴。引之又引，阴阳忽不觉其相抱，虽登高临深无所恐，发表攻里无所伤矣。经云：阴平阳秘，精神乃治，正谓此也。善调者，使坎中之真阳上升，则周身之气如冬至一阳初生，便葭管飞灰，天地翕然从其阳；使离中之真阴下降，则周身之气如夏至一阴初生，便蓂蜩迭应，天地翕然从其阴。是身中原有大药，岂区区草木所能方其万一者耶？

胡卣臣先生曰：言脱微矣，言治脱更微。盖天地其犹橐籥，理固然也。

金道宾后案

金道宾前案次年，始见而问治焉，今再伸治法。夫道宾之病，真阳上脱之病也。真阳者，父母构精时，一点真气结为露水小珠，而成胎之本也。故胎在母腹，先结两岐，即两肾也。肾为水脏，而真阳居于其中，在《易》坎中之阳为真阳，即此义也。真阳既以肾为窟宅，而潜伏水中，凝然不动，嘿与一身相管摄，是以足供百年之用。惟夫纵欲无度，肾水日竭，真阳之面目始露。夫阳者，亲上者也。至于露则魄汗淋漓，目中有光，面如渥丹，其飞扬屑越，孰从把握之哉？所为[1]神魂飘荡，三年未有宁宇也。故每岁至冬而发，至春转剧。盖无以为冬水收藏之本，无以为春木发生之基。以故腰脊牵强，督脉缩而不舒，且眩掉动摇，有风之象，总由自伐其生生之根耳。夫生长化收藏之运，有一不称其职，便为不治之症。今奉藏者少，奉生者更少，为不治无疑矣。而仆断为可治者，以有法治之也。且再经寒暑，阴阳有渐入之机，而验之人事，三年间如处绝域，居围城，莫必旦夕之命，得于惩创者必深，夫是以知其可治也。初以煎剂治之，剂中兼用三法：一者以涩固脱，一者以重治怯，一者以补理虚。缘真阳散越于外，如求亡

〔1〕所为：光绪本作“所谓”，可参。

子，不得不多方图之，服之果获大效。于是为外迎之法以导之，更进而治其本焉。治本一法，实有鬼神不觑之机，未可以言语形容者，姑以格物之理明之。畜鱼千头者，必置介类于池[1]中，不则其鱼乘雷雨而冉冉腾散。盖鱼虽潜物，而性乐于动，以介类沉重下伏之物，而引鱼之潜伏不动，同气相求，理通玄奥也。故治真阳之飞腾屑越，不以鼋鳖之类引之下伏，不能也。此义直与奠玄圭而告平成，施八索以维地脉，同符合撰。前案中所谓断鳌立极，蚤已言之矣。然此法不可渎也，渎则鱼乱于下矣。其次用半引半收之法，又其次用大封大固之法。封固之法，世虽无传，先贤多有解其旨者。观其命方之名，有云三才封髓丸者，有云金锁正元丹者，封锁真阳不使外越，意自显然，先得我心之同矣。前江鼎翁公祖案中，盏中加油，则灯愈明；炉中复灰，则火不熄之说，亦蚤已言之矣。诚使真阳复返其宅，而凝然与真阴相恋，然后清明在躬，百年常保无患。然道宾之病，始于溺情，今虽小愈，倘无以大夺其情，势必为情所坏。惟是积精以自刚，积气以自卫，积神以自王，再加千日之把持，庶乎参天之干，非斧斤所能骤伤者。若以其时之久而难于需耐[2]也，彼立功异域，啮雪虏庭，白首始得生还者，夫独非人也欤哉！前案中以绝欲二年

---

〔1〕 于池：光绪本作“鱼池”。
〔2〕 需耐：光绪本作“忍耐”，可参。

为丈夫行，可收桑榆者，亦蚤已言之矣。今以药石生之，更不得不以苦言继之。仆不自度量，辄以一苇障狂澜也，其能乎否耶？

胡卣臣先生曰：妙理微机，一经抽发，真有一弹而三日乐，一徽而终日悲者。

辨袁仲卿小男死症再生奇验并详诲门人

袁仲卿乃郎入水捉彭蜞为戏，偶仆水中，家人救出，少顷大热呻吟。诸小儿医以镇惊清热合成丸、散与服，二日遂至昏迷不醒，胸高三寸，颈软，头往侧倒，气已垂绝，万无生理。再四求余往视。诊其脉，止存蛛丝，过指全无，以汤二茶匙滴入口中，微有吞意。谓之曰：吾从来不惧外症之重，但脉已无根，不可救矣。一赵姓医云：鼻如烟煤，肺气已绝，纵有神丹，不可复活。余曰：此儿受症何至此极，主人及客俱请稍远，待吾一人独坐静筹其故。良久，曰：得之矣！其父且惊且喜，医者愿闻其说。余曰：惊风一症，乃前人凿空妄谈，后之小儿受其害者，不知几千百亿兆，昔与余乡幼科争论，殊无证据，后见方中行先生《伤寒条辨》后附痉书一册，专言其事，始知昔贤先得我心，于道为不孤。如此症因惊而得，其实跌仆水中，感冷湿之气，为外感发热之病，其食物在胃中者，因而不化，当比夹食伤寒例，用五积散治之。医者不明，以金石寒冷药镇坠，外邪深入脏腑，神识因而不清，其食停胃中者，得寒凉而不运，所进之药皆在胃口之上，不能透入，转积转多，以致胸高而突，宜以理中药运转前药。倘得症减脉出，然后从伤寒门用药，尚有生理。医者曰：鼻如烟煤，肺气已绝，而用理中，得毋重其绝乎？余曰：所以独坐沉思者，正为此耳。盖烟煤不过大肠燥结之证，若果肺绝，当汗出大喘，保得身热无汗？又何得胸高而气不逼，且鼻准有微润耶？此余之所以望其有生也。于是煎理中汤一盏与服，灌入喉中，大爆一口，果然从前二日所受之药一齐俱出，胸突顿平，颈亦稍硬，但脉仍不出，人亦不苏。余曰：其事已验，即是转机，此为食尚未动，关窍堵塞之故。再灌前药些少，热已渐退，症复递减。乃从伤寒下例，以玄明粉一味化水，连灌三次，以开其大肠之燥结。是夜下黑粪甚多，次早忽言一声云：我要酒吃。此后尚不知人事，以生津药频灌，一日而苏。

胡卣臣先生曰：惊风一症，小儿生死大关，孰知其为外感耶？习幼科者能虚心领会此案，便可免乎殃咎，若骇为异说，则造孽无极矣。

附沙宅小儿治验

卫庠沙无翼，门人王生之表兄也。得子甚迟，然纵啖生硬冷物，一夕吐食暴僵，不醒人事。医以惊风药治之，浑身壮热，面若装硃，眼吊唇掀，下利不计其数，满床皆污。至寓长跽请救。诊毕谓曰：此慢脾风候也。

脾气素伤，更以金石药重伤，今已将绝，故显若干危症。本有法可救，但须七日方醒，恐信不笃而更医，无识反得诿罪生谤。王生坚请监督其家，且以代劳，且以壮胆。于是用乌蝎四君子汤，每日灌一大剂，每剂用人参一钱。渠家虽暗慌，然见面赤退而色转明润，便泻止而动移轻活，似有欲言不言之意，亦自隐忍。至第六晚，忽觉手足不宁，揭去衣被，喜吞汤水，始极诋人参之害。王生先自张惶，竟不来寓告明，任其转请他医。才用牛黄少许，从前危症复出，面上一团死气，但大便不泻耳。重服理脾药，又五日方苏。

是役也，王生于袁仲卿一案若罔见，而平日提命，凡治阴病，得其转为阳病，则不药自愈；纵不愈，用阴分药一剂，或四物二连汤，或六味地黄汤以济其偏，则无不愈。亦若罔闻，姑为鸣鼓之攻，以明不屑之诲。

门人问曰：惊风一症，虽不见于古典，然相传几千百年，吾师虽辟其谬，顽钝辈尚不能无疑，请明辨之，以开聋瞆。答曰：此问亦不可少，吾为子辈大破其惑，因以破天下后世之惑。盖小儿初生，以及童幼，肌肉、筋骨、脏腑、血脉，俱未充长，阳则有余，阴则不足，不比七尺之躯，阴阳交盛也。惟阴不足，阳有余，故身内易至于生热，热盛则生痰、生风、生惊，亦所恒有。设当日直以四字立名，曰热痰风惊，则后人不炫。因四字不便立名，乃节去二字，以惊字领头，风字煞尾。后人不解，遂以为奇特之病，且谓此病有八候。以其头摇手劲也，而立抽掣之名；以其卒口噤，脚挛急也，而立目邪心乱搐搦之名；以其脊强背反也，而立角弓反张之名。相传既久，不知其妄造，遇见此等症出，无不以为奇特，而不知小儿之腠理未密，易于感冒风寒。风寒中人，必先中入太阳经。太阳之脉起于目内眦，上额交巅入脑，还出别下项，夹脊抵腰中，是以病则筋脉牵强。因筋脉牵强，生出抽掣搐搦、角弓反张，种种不同名目。而用金石药镇坠，外邪深入脏腑，千中千死，万中万死。间有体坚症轻得愈者，又诧为再造奇功。遂至各守颛门，虽日杀数儿，不自知其罪矣！百年之间，千里之远，出一二明哲，终不能一一尽剖疑关。如方书中有云，小儿八岁以前无伤寒。此等胡言，竟出自高明，偏足为惊风之说树帜。曾不思小儿不耐伤寒，初传太阳一经，蚤已身强多汗，筋脉牵动，人事昏沉，势已极于本经，汤药乱投，死亡接踵，何由见其传经解散耶？此所以误言小儿伤寒也。不知小儿易于外感，易于发热，伤寒为独多，世所妄称为惊风者，即是也。小儿伤寒要在三日内即愈为贵，若待经尽方解，必不能耐矣。又刚痉无汗，柔痉有汗，小儿刚痉少，柔痉多。世医见其汗出不止，神昏不醒，往往以慢惊风症为名，而用参、芪、术、附等药闭其腠理。热邪不得外越，亦为大害，但比金石药为差减耳。所以凡治小儿之热，但当彻其出表，不当固其入里也。仲景原有桂枝法，若舍而不用，从事东垣内伤为治，毫厘千里，最宜详细。又新产妇人，去血过多，阴虚阳盛，其感冒发热，原与小儿无别，医者相传，称为产后惊风，尤堪笑破口颊。要知吾辟惊风之说，非谓无惊病也。小儿气怯神弱，凡遇异形异声，骤然跌仆，皆生惊怖，其候面青粪青，多烦多哭。尝过于分别，不比热邪塞窍，神识昏迷，对面撞钟放铳，全然不闻者。细详勘验，自识惊风凿空之谬。子辈既游吾门，日引光明胜义，洗濯肺肠，忽然灵悟顿开，便与饮上池无二。若但于言下索解，则不能尽传者多矣。

门人又问曰：伤寒原有一表一里之法，今谓热邪当从表出，不当令其深入，则里药全在所摈矣，岂于古法有未合欤？答曰：此问亦不可少，古法甚明，但后人卤莽不悟耳。盖人身一个壳子包着，脏腑在内，从壳子上论，即骨亦表；而从近壳子处论，即膀胱尾闾之间亦出表之路也。在外以皮毛为表之表，在内以大小孔道为里之表，总驱热邪从外出也。惟有五脏之间，精神魂魄意之所居，乃真谓之里，而不可令外邪深入耳。如盗至人家，近大门则驱从大门出，近后门则驱从后门出，正不使其深入而得窥寝室耳。若盗未至后门，必欲驱至，及已至后门，必欲驱从大门出，皆非自完之道也。试观心肺脾肝肾之内，并无血脉、皮毛、肌肉、筋骨也，而所主者，乃在外之血脉、皮毛、肌肉、筋骨，则安得以在外者即名为里耶？所以伤寒之邪入内，有传腑传脏之不同，而传腑复有浅深之不同。胃之腑外主肌肉，而近大门，故可施解肌之法，内通大小肠，而近后门，故间有可下之法；至胆之腑，则深藏肝叶，乃寝室之内，去前后门俱远，故汗、下两有不宜，但从和解而已。若传至三阴，则已舍大门而逼近寝室，设无他症牵制，惟有大开后门，极力攻之，使从大便出耳。今之治伤寒者，误以包脏腑之壳子分表里，故动辄乖错。诚知[1]五脏深藏于壳内，而分主在外之血脉、皮毛、肌肉、筋骨也，胸中了然矣。

门人又问曰：获闻躯壳包乎五脏，奉之为主之诲，心地顿开。但尚有一疑不识：人身之头，奉何脏为主耶？答曰：头为一身之元首，穹然居上，乃主脏而不奉脏者也。虽目通肝，耳通肾，鼻通肺，口通脾，舌通心，不过借之为户牖，不得而主之也。其所主之脏，则以头之外壳包藏脑髓，脑为髓之海，主统一身骨中之精髓，以故老人髓减即头倾视深也。《内经》原有九脏之说，五脏加脑髓、骨脉、胆、女子胞，神脏五，形脏四，共合为九，岂非脑之自为一脏之主耶？吾谓脑之中虽不藏神，而脑之上为天门，身中万神集会之所，泥丸一宫，所谓上八景也，惟致虚之极者，始能冥漠上通。子辈奈何妄问所主耶？凡伤寒显头疼之症者，用轻清药彻其邪从上出，所谓表也；用搐鼻药搐去脑中黄水，所谓里也。若热已平复，当虑热邪未尽，用下药时，大黄必须酒浸，藉酒力以上达，所谓鸟巢高巅，射而取之之

[1] 知：光绪本作“如”，可参。

法也。今世治大头瘟一症，皆从身之躯壳分表里，不从头之躯壳分表里，是以死亡莫救。诚知脑之自为一脏，而专力以攻之，思过半矣！

辨黄长人伤寒疑难危症治验并详诲门人

黄长人犯房劳，病伤寒，守不服药之戒，身热已退，十余日外，忽然昏沉，浑身战栗，手足如冰。举家忙乱，亟请余至，一医已合就姜、附之药矣。余适见而骇之，姑俟诊毕，再三辟其差谬。主家自疑阴症，言之不入，又不可以理服，只得与医者约曰：此一病药入口中，出生入死，关系重大，吾与丈各立担承，倘至用药差误，责有所归。医者云：吾治伤寒三十余年，不知甚么担承。余笑曰：有吾明眼在此，不忍见人活活就毙，吾亦不得已也。如不担承，待吾用药。主家方才心安，亟请用药。余以调胃承气汤，约重五钱，煎成热服半盏，少顷又热服半盏。其医见厥渐退，人渐苏，知药不误，辞去。仍与前药，服至剂终，人事大清，忽然浑身壮热，再与大柴胡一剂，热退身安。门人问曰：病者之系阴症见厥，先生确认为阳证，而用下药果应，其理安在？答曰：其理颇微，吾从悟入，可得言也。凡伤寒病初起发热，煎熬津液，鼻干、口渴、便秘，渐至发厥者，不问知其为热也。若阳证忽变阴厥者，万中无一，从古至今无一也。盖阴厥得之阴证，一起便直中阴经，唇青面白，遍体冷汗，便利不渴，身踡多睡，醒则人事了了，与伤寒传经之热邪，转入转深，人事昏惑者，万万不同。诸书类载阴阳二厥为一门，即明者犹为所混，况昧者乎！如此病，先犯房室，后成伤寒，世医无不为阴症之名所惑，往往投以四逆等汤，促其暴亡，而诿之阴极莫救，致冤鬼夜嚎，尚不知悟，总由传派不清耳。盖犯房劳而病感者，其势不过比常[1]较重，如发热则热之极，恶寒则寒之极，头痛则痛之极。所以然者，以阴虚阳往乘之，非阴盛无阳之比。况病者始能勿药，阴邪必轻，旬日渐发，尤非暴症，安得以阴厥之例为治耶！且仲景明言，始发热六日，厥反九日，后复发热三日，与厥相应，则病旦暮愈；又云厥五日，热亦五日，设六日当复厥，不厥者自愈。明明以热之日数，定厥之痊期也。又云厥多热少则病进；热多厥少则病退；厥愈而热过久者，必便脓血发痈；厥应下而反汗之，必口伤烂赤；先厥后热，利必自止；见厥复利，利止反汗出咽痛者，其喉为痹；厥而能食，恐为除中；厥止思食，邪退欲愈。凡此之类，无非热深发厥之旨，原未论及于阴厥也。至于阳分之病，而妄汗、妄吐、妄下，以致势极。如汗多亡阳，吐利烦躁，四肢逆冷者，皆因用药差误所致，非以四逆、真武等汤挽之，则阳不能回，亦原不为阴症立方也。盖伤寒发热发渴，定然阴分先亏，以

〔1〕常：原作“尝”，据光绪本改。

其误治，阳分比阴分更亏，不得已从权用辛热，先救其阳，与纯阴无阳、阴盛格阳之症，相去天渊。后人不窥制方之意，见有成法，转相效尤，不知治阴证以救阳为主，治伤寒以救阴为主。伤寒纵有阳虚当治，必看其人血肉充盛，阴分可受阳药者，方可回阳。若面黧舌黑，身如枯柴，一团邪火内燔者，则阴已先尽，何阳可回耶？故见厥除热，存津液元气于什一，已失之晚，况敢助阳劫阴乎！《证治》方云：若证未辨阴阳，且与四顺丸试之。《直指方》云：未辨疑似，且与理中丸试之。亦可见从前未透此关，纵有深心，无可奈何耳。因为子辈详辨，并以告后之业医者。

胡卣臣先生曰：性光自启，应是轩岐堂上再来。

治金鉴伤寒死症奇验

金鉴春月病温，误治二旬，酿成极重死症，壮热不退，谵语无伦，皮肤枯涩，胸膛板结，舌卷唇焦，身踡足冷，二便略通，半渴不渴，面上一团黑滞。从前诸医所用之药，大率不过汗、下、和、温之法，绝无一效，求救于余。余曰：此症与两感伤寒无异，但两感症日传二经，三日传经已尽即死；不死者，又三日再传一周，定死矣。此春温症不传经，故虽邪气留连不退，亦必多延几日，待元气竭绝乃死。观其阴症、阳症，两下混在一区，治阳则碍阴，治阴则碍阳，与两感症之病情符合。仲景原谓死症，不立治法，然曰发表攻里本自不同，又谓活法在人，神而明之，未尝教人执定勿药也。吾有一法，即以仲景表里二方为治，虽未经试验，吾天机勃勃自动，若有生变化行鬼神之意，必可效也。于是以麻黄附子细辛汤，两解其在表阴阳之邪，果然皮间透汗，而热全清。再以附子泻心汤，两解其在里阴阳之邪，果然〔1〕胸前柔活，人事明了，诸症俱退，次日即思粥，以后竟不需药，只此二剂，而起一生于九死，快哉！

辨徐国祯伤寒疑难急症治验

徐国祯伤寒六七日，身热目赤，索水到前复置不饮，异常大躁，将门牖洞启，身卧地上，展转不快，更求入井。一医汹汹，急以承气与服。余诊其脉，洪大无伦，重按无力。谓曰：此用人参、附子、干姜之症，奈何认为下症耶？医曰：身热目赤，有余之邪躁急若此，再以人参、附子、干姜服之，逾垣上屋矣。余曰：阳欲暴脱，外显假热，内有真寒，以姜、附投之，尚恐不胜回阳之任，况敢以纯阴之药重劫其阳乎？观其得水不欲咽，情已大露，岂水尚不欲咽，而反可咽大黄、芒硝乎？天气燠蒸，必有大雨，此症倾刻一身大汗，不可救

〔1〕然：原作“肰”，据光绪本改，下同。

矣。且既认大热为阳症，则下之必成结胸，更可虑也。惟用姜、附，所谓补中有发，并可以散邪退热，一举两得，至稳至当之法，何可致疑？吾在此久坐，如有差误，吾任其咎。于是以附子、干姜各五钱，人参三钱，甘草二钱，煎成冷服，服后寒战，戛齿有声。以重绵和头覆之，缩手不肯与诊，阳微之状始著。再与前药一剂，微汗热退而安。

胡卣臣先生曰：雄辨可谓当仁。

治钱仲昭伤寒发斑危症奇验

钱仲昭患时气外感，三五日发热头疼，服表汗药，疼止热不清，口干唇裂，因而下之，遍身红斑，神昏谵语，食饮不入，大便复秘，小便热赤，脉见紧小而急。谓曰：此症全因误治，阳明胃经表里不清，邪热在内，如火燎原，津液尽干，以故神昏谵妄[1]，若斑转紫黑，即刻死矣！目今本是难救，但其面色不枯，声音尚朗，乃平日保养肾水有余。如旱田之侧有下泉未竭，故神虽昏乱，而小水仍通，乃阴气未绝之徵，尚可治之。不用表里，单单只一和法，取七方中小方，而气味甘寒者，用之准如神，白虎汤一方足以疗此。盖中州元气已离，大剂、急剂、复剂俱不敢用，而虚热内炽，必甘寒气味

〔1〕 神昏谵妄：光绪本作“神昏谵语”，可参。

方可和之耳。但方虽宜小，而服药则宜频，如饥人本欲得食，不得不渐渐与之。必一昼夜频进五七剂，为浸灌之法，庶几邪热以渐而解，元气以渐而生也。若小其剂，复旷其日，纵用药得当，亦无及矣。如法治之，更一昼夜，而病者热退神清，脉和食进，其斑自化。

胡卣臣先生曰：病与药所以然之地，森森警发。

治伤寒坏症两腰偻废奇验

张令施乃弟伤寒坏症，两腰偻废，卧床彻夜痛叫，百治不效，求诊于余。其脉亦平顺无患，其痛则比前大减。余曰：病非死症，但恐成废人矣。此症之可以转移处，全在痛如刀刺，尚有邪正相争之象；若全然不痛，则邪正混为一家，相安于无事矣。今痛觉大减，实有可虑，宜速治之。病者曰：此身既废，命安从活，不如速死！余蹙额欲为救全，而无治法。谛思良久，谓热邪深入两腰，血脉久闭不能复出，止有攻散一法。而邪入既久，正气全虚，攻之必不应，乃以桃仁承气汤，多加肉桂、附子，二大剂与服，服后即能强起，再仿前意为丸，服至旬余全安。此非昔人之已试，乃一时之权宜也，然有自来矣。仲景于结胸症，有附子泻心汤一法，原是附子与大黄同用，但在上之症气多，故以此法泻心，然则在下之症血多，独不可仿其意，而合桃仁、肉桂以散腰间之血结乎！后江古生乃弟，伤寒两腰偻废痛楚，不劳思索，径用此法，二剂而愈。

胡卣臣先生曰：金针虽度，要解铸古镕今，始能措手。

辨黄起潜曙修时气伤寒治各不同

黄曙修与乃翁起潜，春月同时病温，乃翁年老而势轻，曙修年富而势重。势重者以冬不藏精，体虚不任病耳。余见其头重着枕，身重着席，不能转侧，气止一丝，不能言语，畏闻声响，于表汗药中用人参七分。伊表侄施济卿，恐其家妇女得知，不与进药，暗增[1]人参入药，服后汗出势减。次日再于和解药中，增人参一钱与服，服后即大便一次。曙修颇觉轻爽，然疑药下之早也，遣人致问。余告以此症表已解矣，里已和矣，今后缓调，即日向安，不必再虑。往诊见老翁病尚未愈，头面甚红，谓曰：望八老翁，下元虚惫，阳浮于上，与在表之邪相合，所谓戴阳之症也。阳已戴于头面，不知者更行表散，则孤阳飞越，而危殆立至矣。此症从古至今，只有陶节庵立法甚妙，以人参、附子等药，收拾阳气归于下元，而加葱白透表，以散外邪，如法用之即愈，万不宜迟。渠家父子俱病，无人敢主，且骇为偏僻之说，旋即更医，投以表药，顷刻阳气升腾，肌肤栗

〔1〕增：原本为“赠”，据光绪本改，下同。

起，又顷刻寒颤咬牙，浑身冻裂而逝。翁虽海滨一氓，留心管晏富国之略，而赍志以没也，良足悼矣！其医于曙修，调理药仍行克伐，致元气日削，谢绝医药，静养六十余日，方起于床。愈后凡遇戚友家，见余用药，率多诋訾，设知当日解表和中，俱用人参，肯舍命从我乎？是其所以得全者，藉于济卿之权巧矣。

附伤风戴阳症

石开晓病伤风咳嗽，未尝发热，自觉急迫欲死，呼吸不能相续，求余诊之。余见其头面赤红，躁扰不歇，脉亦豁大而空。谓曰：此症颇奇，全似伤寒戴阳症，何以伤风小恙亦有之？急宜用人参、附子等药温补下元，收回阳气，不然子丑时一身大汗，脱阳而死矣。渠不以为然，及日落，阳不用事，愈慌乱不能少支，忙服前药，服后稍宁片刻，又为床侧添同寝一人，逼出其汗如雨，再用一剂，汗止身安，咳嗽俱不作。询其所由，云连服麻黄药四剂，遂尔躁急欲死。然后知伤风亦有戴阳症，与伤寒无别。总因其人平素下虚，是以真阳易于上越耳。

胡卣臣先生曰：戴阳一症，剖析精详，有功来学。

辨王玉原伤寒后余热并永定善后要法

王玉原昔年感症，治之不善，一身津液尽为邪热所烁，究竟十年，余热未尽去，右耳之窍尝闭，今夏复病感，缠绵五十多日，面足浮肿，卧寐不宁，耳间气往外触。盖新热与旧热相合，狼狈为患，是以难于去体。医者不察其绸缪胶结之情，治之茫不中窾，延至秋深，金寒水冷，病方自退。然浅者可退，深者莫由遽退也。面足浮肿者，肺金之气为热所壅，失其清肃下行之权也；卧寐不宁者，胃中之津液干枯，不能内荣其魂魄也；耳间大气撞出者，久闭之窍，气来不觉，今病体虚羸，中无阻隔，气逆上冲，始知之也。外病虽愈，而饮食药饵之内调者，尚居其半，特挈二事大意，为凡病感者，明善后之法焉。盖人当感后，身中之元气已虚，身中之邪热未净，于此而补虚，则热不可除；于此而清热，则虚不能任。即一半补虚，一半清热，终属模糊，不得要领。然舍补虚清热外，更无别法，当细辨之。补虚有二法：一补脾，一补胃。如疟痢后脾气衰弱，饮食不能运化，宜补其脾；如伤寒后胃中津液久耗，新者未生，宜补其胃，二者有霄壤之殊也。清热亦有二法：初病时之热为实热，宜用苦寒药清之；大病后之热为虚热，宜用甘寒药清之，二者亦霄壤之殊也。人身天真之气全在胃口，津液不足即是虚，生津液即是补虚，故以生津之药，合甘寒泻热之药，而治感后之虚热，如麦门冬、生地黄、牡丹皮、人参、梨汁、竹沥之属，皆为合法。仲景每用天水散以清虚热，正取滑石、甘草一甘一寒之义也。设误投参、芪、苓、术补脾之药为补，宁不并邪热而补之乎？至于饮食之补，但取其气，不取其味，如五谷之气以养之，五菜之气以充之，每食之间便觉津津汗透，将身中蕴蓄之邪热，以渐运出于毛孔，何其快哉！人皆不知此理，急于用肥甘之味以补之，目下虽精采健旺可喜，不思油腻阻滞经络，邪热不能外出，久久充养完固，愈无出期矣。前哲有鉴于此，宁食淡茹蔬，使体暂虚，而邪易出，乃为贵耳！前药中以浮肿属脾，用苓术为治；以不寐责心，用枣仁、茯神为治。总以补虚清热之旨未明，故详及之。

胡卣臣先生曰：伤寒后，饮食药饵二法，足开聋瞶。

答门人问蒋中尊受病致死之因

门人问曰：崇明蒋中尊病伤寒，临危求肉汁淘饭半碗，食毕大叫一声而逝，此曷故也？答曰：今人外感病兼内伤者多，且药全要分别：如七分外感，三分内伤，则治外感药中，宜用缓剂、小剂，及姜、枣和中为引，庶无大动正气汗血等累；若七分内伤，三分外感，则用药全以内伤为主，但加入透表药一味而热服，以助药势，则外感自散。盖以内伤之人，才有些微外感，即时发病，不似壮盛之人，必所感深重，其病乃发也。蒋中尊者，向曾见其满面油光，已知其精神外用，非永寿之人也。人惟歉然不足，方有余地，可以应世，可以当病。若夫神采外扬，中之所存，宁复有几耶？近闻其宦情与声色交浓，宵征海面，冒蜃烟蛟雾之气，尚犯比顽之戒，则其病纯是内伤，而外感不过受雾露之气耳。雾露之邪，其中人也，但入气分清道，原不传经，故非发表攻里所能驱，惟培元气、厚谷气，则邪不驱而自出。设以其头晕发热，认为太阳之症误表其汗，则内伤必转增，而危殆在所必至矣。且内伤之人，一饱一饥，蚤已生患，又误以为伤寒而绝其食，已虚益虚，致腹中馁惫，求救于食。食入大叫一声者，肠断而死也。此理甚明，如饥民仆地即死。气从中断，不相续也。又如膈病，辗转不能得食，临危每多大叫而逝，以无外感之邪乱其神明，是以炯炯自知其绝也。果有外邪与正交争，其人未死前，先已昏惑不省矣，安得精明[1]若是哉！子于望闻问切之先，早清其鉴可矣。

门人又问曰：每见人之神采外扬者，病发恒多汗而躁急，不识何药可以治之？答曰：上药在以神治神，盖神既外扬，必须内守，方可逆挽。老子所谓知其雄，守其雌；知其白，守其黑，真对症之药也。若夫草木之性，则取其气下达，而味沉厚者，用之恒使勿缺，仿灌园之例，频频预沃之以水，而防其枯竭可也。

门人又问曰：临危索饭之时，尚有药可救否？曰：独参汤可以救之。吾尝治一孕妇，伤寒表汗过后，忽唤婢作伸冤之声，知其扰动阳气，急迫无奈，令进参汤，

[1] 精明：光绪本作“精神”，可参。

不可捷得，遂以白术三两，熬浓汁一碗与服，即时安妥，况人参之力百倍白术耶！

论内伤转疟宜防虚脱并治验

袁继明素有房劳内伤，偶因小感，自煎姜葱汤表汗，因而发热，三日变成疟疾。余诊其脉豁大空虚，且寒不成寒，热不成热，气急神扬，知为元阳衰脱之候。因谓其父曰：令郎光景，窍虑来日疟至，大汗不止，难于救药。倘信吾言，今晚急用人参二两，煎浓汤预服防危。渠父不以为意。次日五鼓时，病者精神便觉恍惚，扣门请救，及觅参至，疟已先发矣！余甚徬徨，恐以人参补住疟邪，虽救急无益也。只得姑俟疟势稍退，方与服之，服时已汗出黏濡，顷之果然大汗不止，昏不知人，口流白沫，灌药难入，直至日暮，白沫转从大孔遗出。余喜曰：白沫下行可无恐矣，但内虚肠滑，独参不能胜任。急以附子理中汤，连进四小剂，人事方苏能言，但对面谈事不清。门外有探病客至，渠忽先知，家人惊以为祟。余曰：此正神魂之离舍耳！吾以独参及附子理中驷马之力追之，尚在半返未返之界，以故能知宅外之事。再与前药二剂而安。

胡卣臣先生曰：病情上看得委息周至，大开生面。

推原陆中尊疟患病机及善后法

陆六息先生体伟神健，气旺血充，从来无病。莅任以后，适值奇荒巨寇，忧劳百倍，因而病疟。食饮减少，肌肉消瘦，形体困倦，口中时时嗳气，其候一日轻、一日重，缠绵三月，大为所苦。察脉辨证，因知先生之疟，乃饥饱劳佚所感，受伤在阳明胃之一经。夫阳经受病，邪气浅而易愈，乃至为所苦者，缘不识病之所在，药与病邪不相值，反伤其正耳。诚知病邪专在胃，则胃为水谷之海，多气多血之区，一调其胃，而疟立止矣。故饮食减而大便转觉艰涩者，胃病而运化之机迟也；肌肉消瘦者，胃主肌肉也；形体困倦者，胃病而约束之机关不利也；口中时时嗳气者，胃中不和而显晦塞之象也。至于一日轻、一日重者，此人所不经见之症，病机之最当发明者，其候亦阳明胃经之候也。《内经·阳明脉解篇》有曰，阳明之病恶人与火，闻木声则惕然而惊。及《刺疟篇》又曰，阳明之症，喜见火，喜见日月光。何经文之自为悖谬耶？不知此正更实、更虚之妙义，而与日轻、日重之理相通者也。夫阳明得病之始，则邪气有余，故恶人、恶火、恶木音者，恶其助邪也。及其病久，则邪去而正亦虚，故喜火、喜日月光者，喜其助正也。若是则时日干支之衰旺，其与人身相关之故，可类推矣。盖甲丙戊庚壬者，天时之阳也；乙丁已辛癸者，天时之阴也。疟久食减，胃中之正已虚，而邪去未尽，是以值阳日助正，而邪不能胜则轻；值阴日助邪，而正不能胜则重也。夫人身之病，至于与天时相召，亦云亟矣。使当日稍知分经用药，何至延绵若是哉！迄今吃紧之处，全以培养中气为主。盖人虽一胃，而有三脘之分：上脘象天，清气居多；下脘象地，浊气居多；而其能升清降浊者，全赖中脘为之运用。一如天地定位，不可无人焉参赞之也。先生下脘之浊气，本当下传也，而传入肠中则艰。不当上升也，而升至胸中甚易者，无他，中脘素受饮食之伤，不能阻下脘浊气上干清道耳。试观天地间，有时地气上而为云，必得天气下而为雨，则二气和而晴爽立至。若一味地气上升，天气不降，则太空窒塞而成阴曀之象。人之胃中，亦犹是也。清浊偶有相干，顷当自定，设有升无降则逼矣。故中脘之气旺，则水谷之清气上升于肺，而灌输百脉，水谷之浊气下达于大小肠，从便溺而消，胸中何窒塞之有哉？此所以培养中气为亟亟也。中气旺，则浊气不久停于下脘，而脐下丹田之真气，方能上下无碍，可以呼之于根，吸之于蒂，深深其息矣。所用六味地黄丸，凝滞不行之药，大为胃病所不宜，况于浊气上干，反以阴浊之属扬波助流，尤无所取。今订理中汤一方，升清降浊为合法耳。

胡卣臣先生曰：说病机处，花雨缤纷，令观者得未曾有。

力争截疟成胀临危救安奇验

刘泰来年三十二岁，面白体丰，夏月惯用冷水灌汗，坐卧巷曲当风。新秋病疟，三五发后，用药截住，遂觉胸腹间胀满日增。不旬日外，腹大胸高，上气喘急，二便全无，食饮不入，能坐不能卧，能俛不能仰，势颇危急。虽延余至家，其专主者在他医也。其医以二便不通，服下药不应，商用大黄二两作一剂。病者曰：不如此不能救急，可速煎之。余骇曰：此名何病，而敢放胆杀人耶？医曰：伤寒肠结，下而不通，惟有大下一法，何谓放胆！余曰：世间有不发热之伤寒乎？伤寒病因发热，故津液枯槁，肠胃干结，而可用下药，以开其结。然有不转失气者不可攻之戒，正恐误治太阴经之腹胀也。此病因腹中之气散乱不收，故津水随气横决四溢而作胀，全是太阴脾气不能统摄所致。一散一结，相去天渊，再用大黄猛剂，大散其气，若不胀死，定须腹破。曷不留此一命，必欲杀之为快耶！医唯唯曰：吾见不到，姑已之。出语家人曰：吾去矣，此人书多口溜，不能与争也。病家以余逐其医而含怒，私谓，医虽去，药则存，且服其药，请来未迟。才取药进房，余从后追至，掷之沟中。病者殊错愕，而婉其辞曰：此药果不当服，亦未可知，但再有何法可以救我？其二弟之不平，则征色而且发声矣。余即以一柬，面辨数十条，而定理中汤一方于后。病者见之曰：议论反复精透，但参、术助胀，安敢轻用？大黄药已吃过二剂，尚未见行，不若今日且不服药，捱至明日再看光景。亦无可奈何之辞也。余曰：何待明日？腹中真气渐散，今晚子丑二时，阴阳交剥之界，必大汗晕眩，难为力矣！病者曰：锉好一剂，俟半夜果有此症，即刻服下何如？不识此时服药尚可及否？余曰：既畏吾药如虎，煎好备急亦通。余就客寝坐待室中呼召，绝无动静。次早，其子出云：昨晚果然出汗发晕，忙服尊剂，亦不见效，但略睡片时，仍旧作胀。进诊，病者曰：服药后，喜疾势不增，略觉减可，且再服一剂，未必大害。余遂以二剂药料作一剂，加人参至三钱，服过又进一大剂，少加黄连在内。病者扶身出厅云：内胀大减，即不用大黄亦可耐，但连日未得食，必用大黄些些，略通大便，吾即放心进食矣。余曰：如此争辨，还认作伤寒病不肯进食，其食吃饭、吃肉亦无不可。于是以老米煮清汤饮之，不敢吞粒。余许以次日一剂立通大便，病者始快。其二弟亦快，云：定然必用大黄，但前后不同耳。次日戚友俱至，病者出厅问药。余曰：腹中原是大黄推荡之泄粪，其所以不出者，以膀胱胀大，腹内难容，将大肠撑紧，任凭极力努挣[1]，无隙可出，看吾以药通膀胱之气，不治大便，而大便自至，足为证验。于是以五苓散本方与服，药才

---

〔1〕挣：原本作“睁”，据光诸本改。

入喉，病者即索秽桶，小便先出，大便随之，顷刻泻下半桶。观者动色，竟称华陀再出，然亦非心服也。一月后小患伤风，取药四剂，与荤酒杂投，及伤风未止，并谓治胀亦属偶然，竟没其功。然余但恨不能分身剖心，指引迷津耳，实无居功之意也。

胡卣臣先生曰：世间不少血性男子，然肝脑无补者多矣！此段转移，全在危疑关头着力，所以为超。

详述陆平叔伤寒危证治验并释门人之疑

陆平叔文学，平素体虚气怯，面色萎黄，药宜温补，不宜寒凉，固其常也。秋月偶患三疟，孟冬复受外寒，虽逗寒热一班，而未至大寒大热。医者以为疟后虚邪，不知其为新受实邪也，投以参术补剂，转致奄奄一息。迁延两旬，间有从外感起见者，用人参白虎汤，略无寸效，昏昏嘿嘿[1]，漫无主持。弥留之顷，昆弟子姓，仓惶治木，召昌诊视，以决行期之早暮，非求治疗也。昌见其脉未大坏，腹未大满，小水尚利，但筋脉牵掣不停，因谓此病九分可治，只恐手足痿废。仲景有云：经脉动惕者，久而成痿。今病已廿三日之久，血枯筋燥，从可识矣。吾今用法，治则兼治，当于仲景之外，另施手眼，以仲景虽有大柴胡汤两解表里之法，而

〔1〕 昏昏嘿嘿：光绪本作“昏昏默默”，可参。

无治痿之法。变用防风通圣散成方减白术，以方中防风、荆芥、薄荷、麻黄、桔梗为表药，大黄、芒硝、黄芩、连翘、栀子、石膏、滑石为里药，原与大柴胡之制相仿，但内有当归、川芎、芍药，正可领诸药深入血分而通经脉；减白术者，以前既用之贻误，不可再误耳。当晚连服二剂，第一剂殊若相安，第二剂大便始通，少顷睡去，体间津津有汗。次早再诊，筋脉不为牵掣，但阳明胃脉洪大反加，随用大剂白虎汤，石膏、知母每各两许，次加柴胡、花粉、芩、柏、连翘、栀子一派苦寒，连进十余剂，神识始得渐清，粥饮始得渐加，经半月始起坐于床，经一月始散步于地。人见其康复之难，咸忧其虚。抑且略一过啖，即尔腹痛便泄，俨似虚证。昌全不反顾，但于行滞药中加用柴胡、桂枝，升散余邪，不使下溜，而变痢以取惫。然后改用葳蕤、二冬，略和胃气，间用人参不过五分，前后用法，一一不违矩矱，乃克起九死于一生也。门人不解，谓先生治此一病，藉有天幸。《内经》云：盛者责之，虚者责之。先生今但责其邪盛，而不责其体虚，是明与《内经》相背也。余笑曰：吾非骛末忘本，此中奥义，吾不明言，金针不度也。缘平叔所受外邪，不在太阳，而在阳明，故不但不恶寒，且并无传经之壮热，有时略显潮热，又与内伤发热相仿，误用参、术补之，邪无出路，久久遂与元气混合为一。如白银中倾入铅铜，则不成银色。所以神识昏惑，嘿嘿不知有人理耳。又阳明者，十二经脉之长，能束筋骨而利机关。阳明不治，故筋脉失养，而动惕不宁耳。然经虽阳明，而治法迥出思议之表。仲景云：阳明居中土也，万物所归，无所复传。又云：伤寒欲再作经者，针足阳明，使邪不传则愈。凡此皆指已汗、已下、已传经之邪为言，故中土可以消受。若夫未经汗下，未周六经，方盛之邪，中土果能消之否耶？所以仲景又云：阳明中风，脉弦浮大而短气，腹都满，胁下及心痛，久按之气不通，鼻干，不得汗，嗜卧，一身及面目悉黄，小便难，有潮热，时时哕，耳前后肿。刺之小瘥，外不解。病过十日，脉续浮者，与小柴胡汤；脉但浮，无余证者，与麻黄汤；若不尿，腹满加哕者，不治。平叔之脉弦浮大，而短气，鼻干，不得汗，嗜卧，一身及面目悉黄，过经二十余日不解，悉同此例。第其腹未满，小水尚利，则可治无疑。然治之较此例倍难，以非一表所能办也。今为子辈畅发其义。夫天包地外，地处天中，以生、以长、以收、以藏，玄穹不尸其功，而功归后土。故土膏一动，百昌[1]莫不蕃茂；土气一收，万物莫不归根。仲景之言中土，但言收藏，而生长之义，在学者自会。设偏主收藏，则是地道有秋冬春夏，能化物而不能造物矣。治病之机亦然。平叔之病，举外邪而锢诸中土，则其土为火燔之焦土，而非膏沐之沃土矣。其土为灰砂打和之燥土，而非冲纯之柔土

[1] 昌：光绪本作“草”，可参。

矣。焦土、燥土全无生气，而望其草木生之也，得乎？吾乘一息生机，大用苦寒，引北方之水以润泽其枯槁，连进十余剂，其舌始不向唇外吮咂，所谓水到渠成。乃更甘寒一二剂，此后绝不置力者，知其饮食入胃，散精于脾，如灵雨霡霂，日复一日，优渥沾足，无藉人工灌溉，而中土可复稼穑之恒耳。必识此意，乃知吾前此滥用苦寒，正以培生气也。生气回，而虚者实矣。夫岂不知其素虚，而反浚其生耶。

面议何茂倩令嫒病单腹胀脾虚将绝之候

从来肿病，遍身头面俱肿，尚易治；若只单单腹肿，则为难治。此其间有所以然之故，不可不辨也。盖传世诸方，皆是悍毒攻劫之法，伤耗元气，亏损脾胃，可一不可再之药，纵取效于一时，倘至复肿，则更无法可疗，此其一也。且遍身俱肿者，五脏六腑各有见症，故泻肝、泻肺、泻膀胱、泻大小肠之药，间有取效之时，而单单腹肿，则中州之地，久窒其四运之轴，而清者不升，浊者不降，互相结聚，牢不可破，实因脾气之衰微所致，而泻脾之药，尚敢漫用乎？此又其一也。且肿病之可泻者，但可施之西北壮盛及田野农夫之流，岂膏粱老少之所能受？设谓肿病为大满大实，必从乎泻，则病后肿与产后肿，将亦泻之耶？此又其一也。且古方原载肿病五不治：唇黑伤肝，缺盆平伤心，脐出伤脾，背平伤肺，足底平满伤肾，此五者不可治矣。是其立方之意，皆非为不可治之症而设，后人不察，概从攻泻者，何耶？惟理脾一法，虽五脏见不治之症，而能治者尚多，此又其一也。张子和以汗吐下三法劫除百病，后人有谓子和之书，非子和之笔，乃麻征君文之者，诚为知言。如常仲明云，世人以补剂疗病，宜乎不效者，此则过信刘张之学，而不顾元气之羸劣耳！所以凡用劫夺之药者，其始非不遽消，其后攻之不消矣，其后再攻之如铁石矣。不知者见之，方谓何物邪气若此之盛，自明者观之，不过为猛药所攻，即以此身之元气，转与此身为难首，实有如驱良民为寇之比，所谓赤子盗兵，弄于潢池，亶其然哉！明乎此，则有培养一法，补益元气是也；则有招纳一法，升举阳气是也；则有解散一法，开鬼门洁净府是也。三法俱不言泻，而泻在其中矣，无余蕴矣。

胡卣臣先生曰：胀满必从乎泻，然善言泻者，补之中无非泻也。观者须识此意，始得立言之旨。

辨痢疾种种受症不同随症治验

胡太夫人偶然肚腹不宁，泻下数行，医以痢疾药治之，其利转多，更以通因通用之法，用九蒸大黄丸三钱下之，遂扰动胃气胀痛，全不思食，有似噤口痢状。余诊之，见六脉皆沉而伏，应指模糊。亟曰：此非痢疾之症，乃误治之症也。今但安其胃，不必治痢，而痢自止；不必治胀痛，而胀痛自止。于是以四君子汤为主治，少加姜、蔻暖胃之药，用之二剂，痢果不作。但苦胃中胀痛不安，必欲加入行气之药，以冀胀消痛止，而速得进食。余固争曰：宁可缓于食，不可急于药，盖以前因误药引动胃气作楚，始治乱民，惟有安之之法。若再加行气，则胀痛必无纪极。坚持前说，即用橘皮和中，亦须炒而又炒，绝不惹动其气，凡五日未得大便，亦不惹动其便，听其缓缓痛止胀消，食进便利，共七日全安。浑不见药之功，实为无功之功也。噫！今之随主见而图可喜之功者，即生出事端，亦谓病之所有，非医之所造，谁悬明鉴而令丝毫莫遁耶？此所以成时医之世界也。

张仲仪初得痢疾三五行，即请往诊，行动如常，然得内伤之脉，而夹少阴之邪。余诊毕即议云：此症仍宜一表一里，但表药中多用人参，里药中多用附子，方可无患；若用痢疾门诸药，必危之道也。仲仪以平日深信，径取前药不疑，然疾势尚未著也。及日西，忽发大热，身重如巨石，头在枕上，两人始能扶动，人事沉困，举家惶乱，忙忙服完表里二剂。次早诊时，即能起身出房，再与参附药二剂全安。若不辨症用药，痢疾门中，几曾有此等治法乎！况于疾未著而早见乎！

周信川年七十三岁，平素体坚，不觉其老，秋月病痢，久而不愈。至冬月成休息痢，一昼夜十余行，面目浮肿，肌肤晦黑，求治于余。余诊其脉沉数有力，谓曰：此阳邪陷入于阴之症也。吾当以法治之，尚可痊愈，明日吾自袖药，来面治。于是以人参败毒散本方煎好，用厚被围椅上坐定，置火其下，更以布条卷成鹅蛋状，置椅褥上，殿[1]定肛门，使内气不得下走，然后以前药滚热与服，良久又进前药，遂觉皮间有津津微润，再溉以滚汤，教令努[2]力忍便，不得移身。如此约二时之久，皮间津润总未干，病者心躁畏热，忍不可忍，始令连被卧于床上。是晚止下痢二次，已后改用补中益气汤，一昼夜止下三次，不旬日而全愈。盖内陷之邪，欲提之转从表出，不以急流挽舟之法施之，其趋下之势，何所底哉！闻王星宰世兄患久痢，诸药不效，苏郡老医进以人参败毒散，其势差减，大有生机，但少此一段干旋之法，竟无成功。故凡遇阳邪陷入阴分，如久疟、久痢、久热等症，皆当识此意，使其缓缓久久透出表外，方为合法。若急而速，则恐才出又入，徒伤其正耳。

朱孔阳年二十五岁，形体清瘦，素享安逸，夏月因构讼，奔走日中，暑湿合内郁之火而成痢疾，昼夜一二百次，不能起床，以粗纸铺于褥上，频频易置，但饮水而不进食，其痛甚厉，肛门如火烙，扬手掷足，躁扰无

---

〔1〕殿：光绪本作“垫”，可参。
〔2〕努：原本作“弩”，据光绪本改，下同。

奈。余诊其脉弦紧劲急，不为指挠，谓曰：此症一团毒火蕴结在肠胃之内，其势如焚，救焚须在顷刻，若二三日外，肠胃朽腐矣！于是以大黄四两，黄连、甘草各二两，入大砂锅内煎，随滚随服，服下人事稍宁片刻，少顷仍前躁扰。一昼夜服至二十余碗，大黄俱已煎化，黄连、甘草俱煎至无汁，次日病者再求前药。余诊毕，见脉势稍柔，知病可愈，但用急法不用急药，遂改用生地黄、麦门冬各四两，另研生汁，而以天花粉、牡丹皮、赤芍药、甘草各一两，煎成和汁，大碗咽之。以其来势暴烈，一身津液从之奔竭，待下利止，然后生津养血，则枯槁一时难回。今脉势既减，则火邪俱退，不治痢而痢自止，岂可泥润滞之药，而不急用乎！服此药，果然下痢尽止，但遗些少气沫耳。第三日思食豆腐浆，第四日略进陈仓米清汁，缓缓调至旬余，方能消谷。亦见胃气之存留一线者，不可少此焦头烂额之客耳。

陈汝明病痢，发热如蒸，昏沉不食，重不可言，至第三日危急将绝，方请余诊。其脉数大空虚，尺脉倍加洪盛。谓曰：此两病而凑于一时之症也。内有湿热，与时令外热相合，欲成痢症，尚不自觉。又犯房劳，而为骤寒所乘，以故发热身重，不食昏沉，皆属少阴肾经外感。少阴受邪，原要下利清白，此因肠中湿热，已蒸成猪肝鱼脑败浊之形，故色虽变而下利则同也。再用痢疾门药一剂，即刻不救矣！遂忙以麻黄附子细辛汤一剂，与之表散外邪，得汗后热即微减；再用附子理中汤，连进二剂，热退身轻能食；改用黄连理中汤丸，服至旬日全安。

叶茂卿幼男病痢，噤口发热十余日，呕哕连声不断。诊其关脉，上涌而无根，再诊其足脉，亦上涌而无根，谓其父曰：此非噤口痢之症，乃胃气将绝之症也。噤口痢者，虚热在胃，壅遏不宣，故觉其饱而不思食，治宜补虚、清热两法。此因苦寒之药所伤，不能容食，治惟有颛颛温补一法而已。于是以理中汤，连投二剂，不一时痢下十余行，遍地俱污。茂卿恐药不对症，求更方。余曰：吾意在先救胃气之绝，原不治痢。即治痢，人之大小肠，盘迭腹中甚远，虽神丹不能遽变其粪，今借药力催之速下，正为美事，焉可疑之？遂与前药，连服二日，人事大转，思食不哕，痢势亦减，四日后止便糟粕，以补中益气调理，旬日全安。此可见小儿之痢，纵啖伤胃者多，内有积热者少，尤不宜轻用痢疾门中通套治法也。

浦君艺病痢疾，初起有表邪未散，而误用参、术固表，使邪气深入；又误服黄连凉解，大黄推荡。治经月余，胃气不运，下利一昼夜百余行，一夕呕出从前黄连药汁三五碗，呕至二三次后，胃与肠遂打为一家，内中幽门、阑门洞开无阻，不但粥饮直出，即人参浓膏才吞入喉，已汩汩从肠奔下。危急之中，诸昆玉及内戚俱探余曰：此症可无恐乎？余曰：在此用药便有可恃，吾岂不知疾势之危，但无别人可任，姑以静镇之，而殚力以报知己耳！于是以大剂四君子汤，煎调赤石脂、禹余粮二味，连连与服。服后其下痢之势少衰，但腹中痛不可忍。君艺曰：前此下痢虽多，然尚不痛，服此药而痛增，未可再服矣。余曰：此正所谓通则不痛，痛则不通之说也。不痛则危，痛则安，何乐而不痛耶？仍以前药再进。俟势已大减，才用四君子倍茯苓，十余剂全安。

胡卣臣先生曰：闭门造车，出门合辙，使郡邑医学中，仿此议病，先衡量所造高下，然后用之则可矣。

面议少司马李萍槎先生误治宜用急疗之法

老先生玉体清瘦，淡泊宁静以御神，病邪无从窃入，虽食饮素约，然三日始一更衣，出孔比入孔尤约，故精神有余，足以虑周当世，而中外倚毗壮猷也。偶因大便后寒热，发作有时，颇似外感。其实内伤，非感也。缘素艰大便，努挣[1]伤气，故便出则阴乘于阳而寒，顷之稍定，则阳复胜阴而热也。若果外感之寒热，何必大便后始然耶？此时但宜以和平之剂治内伤，辅养元气为上。加入外感药驱导兼行，必致内伤转增。奈何先生方欲治肠中之燥，医家又欲除内蕴之湿，不思肠燥为相安之恒，可以不治。即治之不过润肠生血，亦无不

[1] 努挣：原本“弩睁”，据光绪本改。

可。若乃见为湿热，而用滑利之药以驱之，则误甚矣！盖瘦人身中以湿为宝，有湿则润，无湿则燥，今指燥为湿，是指火为水也。且膀胱者水道也，大肠者谷道也。以三日一便之肠，误用滑药，转致澼出无度，犹不悔悟，每一大遗，辄矜祛湿之力，世间岂有湿从谷道而出之理哉！不过因主人踸快大肠之润，而谬饰其词耳！讵知沧海不足以实漏卮，而元气日削乎！始之阴阳交胜者，渐至交离，而阴从泻伤，阳从汗伤。两寸脉浮而空，阳气越于上；关尺脉微而细，阴气越于下。不相维附，势趋不返矣！然汗出尚有时，而下利则无时，究竟阴阳之气，两竭于下，便出急如箭，肛门热如烙，此时尚以滑石、木通、猪苓、泽泻等，分利小水以止泄，不知阴虚自致泉竭，小便从何得来？止令数十年大肠之积蓄尽空，仰给于胃脘，食入毋[1]俟停留。已挈柄而挹之下注，久久胃不能给，遂将肠中自有之垢，暗行驱下，其臭甚腥，色白如脓，垢尽而肠气亦不留，只是周身元气至宝，坐耗于空虚之府，非不服人参大补。然药力入胃则肠空，入肠则胃空，便出则肠胃俱空。由是下空则上壅，胸膈不舒，喉间顽痰窒塞，口燥咽干，彻夜不寐。一切食物，惟味薄质轻者，胃中始爱而受之。此时尚图养血安神，调脾祛痰，旷日缓治，其不达时宜也甚矣。夫宣房瓠子之决，天子公卿，咸轻掷金马碧鸡奠

〔1〕毋：原本作“母”，据光绪本改。

之，以策群力，而襄底定，请以朝庭破格之法，而通于医药可乎？草野罔识忌讳，或者可与图功耳。

附药议

方用人参、白术、甘草、山茱萸、五味子、宣木瓜、白芍药、升麻、赤石脂、禹余粮。人参、白术、茯苓、甘草为四君子汤，理脾胃之正药也。而不用茯苓者，以其淡渗，恐伤阴也。而用山茱萸以收肝气之散，五味子以收肾气之散，宣木瓜以收胃气之散，白芍药以收脾气及脏气之散。合之参、术之补，甘草之缓，升麻之升，阴阳两和。俾元气上者下，而下者上，团聚于中不散，斯脉不至上盛，腹不至雷鸣，汗不至淋漓，肛不至火热。食饮自加，便泄自止。是收气之散，为吃紧关头，故取四味重复，藉其专力。至于用涩以固脱，药味多般不同，此用余粮、石脂者，取其专固下焦之脱也。况肠胃之空，非二味不填；肠垢已去，非二味不复。其黏着之性，所谓下焦有病人难会，须用余粮、赤石脂者，以是故也。又况误以石之滑者伤之，必以石之涩者救之，尤有同气相求之义耶！所以必用大剂药料，煎浓膏调二末服下，恐药力清薄，不遂其留恋，故以啜羹之法用之，取其久停。又以饮醇之法用之，取其缓入，非谓一饮尽剂，强以所难也。先生弗解其意，见药剂过重，谓为难用。医者见二味涩药，又从旁破为不可用。不知十剂中，涩居其一，如七曜经天，何可少一曜耶？且石脂不过土之赤者也，余粮不过土之外刚内柔者也。

中州土病，而引土为治，尚谓不宜，则诸草木之根荄，更无取矣！东海西海，天下后世有明者出焉，理自相同，光自不掩，必求行其所知，则浅者售，而病乃殆矣，谓之何哉？

先生闻名而请，极其敬重，及见议病议方，反多疑意。不才即于方末慨叹数语，飘然而别。次日先生语戚友云：昨之论辨甚明，但石脂、余粮，生平未曾服过，即娄中医者，亦未曾用过，只得附未达不敢尝之义。华天御孝廉荐治陈彦质之病，比先生更重几倍，用石脂、余粮而收成功，其案俱存，可复阅也。其后往郡迎医，用补剂稍效，然不善于补，转致夜间健食，脾气泄露无余，肛门火烙，阳气下陷，久而不升，遂成臀痈，竟付外科治疗。吁嗟！先生独何不身事视国也哉！

胡卣臣先生曰：萍槎司马敭历中外，清刚晓练，今之显允方叔也。从津门归，朝命再下，倚任方殷，司马淹留抱病，竟至不起。使用嘉言之言，即以疆场死，不犹愈易箦家臣之手耶！

面议陈彦质临危之症有五可治

陈彦质患肠风下血近三十年，体肥身健，零星去血，旋亦生长，不为害也。旧冬忽然下血数斗，盖谋虑忧郁过伤肝脾。肝主血，脾统血，血无主统，故出之暴耳。彼时即宜大补急固，延至春月，则木旺土衰，脾气益加下溜矣。肝木之风与肠风交煽，血尽而下尘水，水尽而去肠垢，垢尽而吸取胃中所纳之食，汩汩下行，总不停留变化，直出如箭，以致肛门脱出三五寸，无气以收。每以热汤浴之，挣[1]叫托入，顷之去后，其肛复脱，一昼夜下利二十余行，苦不行言。面色浮肿，夭然不泽，唇焦口干，鼻孔黑煤，种种不治，所共睹矣！仆诊其脉，察其症，因为借箸筹之，得五可治焉。若果阴血脱尽，当目盲无所视，今双眸尚炯，是所脱者下焦之阴，而上焦之阴犹存也，一也。若果阳气脱尽，当魄汗淋漓，目前无非鬼像，今汗出不过偶有，而见鬼亦止二次，是所脱者脾中之阳，而他脏之阳犹存也，二也。胃中尚能容谷些少，未显呕吐哕逆之症，则相连脏腑未至交绝，三也。夜间虽艰于睡，然交睫时亦多，更不见有发热之候，四也。脉已虚软无力，而激之间亦鼓指，是禀受原丰，不易摧朽，五也。但脾脏大伤，兼以失治旷日，其气去绝不远耳。经云：阳气者，如天之与日，失其所，则折寿而不彰。今阳气陷入阴中，大股热气从肛门泄出，如火之烙，不但失所已也。所以犹存一线生意者，以他脏中未易动摇，如辅车唇齿，相为倚藉，供其绝乏耳。夫他脏何可恃也？生死大关，全于脾中之阳气，复与不复定之。阳气微复，则食饮微化，便泄微止，肛门微收；阳气全复，则食饮全化，便泄全止，肛

〔1〕挣：原本为“睁”，据文义改。

门全收矣。然阴阳两竭之余，偏驳之药，既不可用，所藉者，必参、术之无陂。复气之中，即寓生血，始克有济。但人参力未易辨，况才入胃中，即从肠出，不得不广服以继之，此则存乎自裁耳。于是以人参汤调赤石脂末，服之稍安，次以人参、白术、赤石脂、禹余粮为丸，服之全愈。其后李萍槎先生之病，视此尚轻数倍，乃见石脂、余粮之药，骇而不用，奈之何哉！

胡卣臣先生曰：似此死里求生，谁不乐从？其他拂情处，不无太直。然明道之与行术，则径庭矣。

论黄湛侯吐血暴症治验

黄湛侯素有失血病，一晨起至书房，陡爆一口，倾血一盆，喉间气涌，神思飘荡，壮热如蒸，颈筋粗劲。诊其脉，尺中甚乱，曰：此昨晚大犯房劳，自不用命也。因出验血，见色如太阳之红。其仆云：此血如宰猪后半之血，其来甚远。不识痴人有此确喻，再至寝室，谓曰：少阴之脉萦舌本，少阴者，肾也。今肾中之血汹涌而出，舌本已硬，无法可以救急。因谛思良久，曰：只有一法，不得已用丸药一服，坠安元气，若得气转丹田，尚可缓图。因煎人参浓汤，下黑锡丹三十粒，喉间汩汩有声，渐下入腹，顷之舌柔能言，但声不出。余亟用润下之剂，以继前药。遂与阿胶一味，重两许，溶化，分三次热服，溉以热汤。半日服尽，身热渐退，颈筋渐消。进粥与补肾药，连服五日，声出喉清，人事向安。但每日尚出深红之血盏许，因时令大热，遵《内经》热淫血溢，治以咸寒之旨，于补肾药中多加秋石，服之遂愈。

胡卣臣先生曰：此等治法，全在批郤导窾处用意，未许向痴人说梦。

论闻君求血症兼痰症治法

闻君求有失血疾，时一举发，其出颇多，咳嗽生痰上气，面青少泽，其脉，厥阴肝部独伤，原于忿怒之火无疑，合色脉谛详，总是阴血不足耳。但从前所用之药，本以生血，反滋其痰；本以驱痰，转耗其血。似是而非，谁其辨之？夫脉之充也，色之华也，皆气与血之为也。以脱血故，致令气亦易脱，每每上升胸膈，喘促胀闷，不利于语言行持。虽举发有时，然非细故矣。乃用行气药以取快，何异操刀使割耶？诚欲气不上升，无过于血日滋长，暗将浮游之气，摄入不息之途，乃为良治。然胸膈肺胃间，顽痰胶结，既阻循环，又难培养，似乎痰不亟除，别无生血之法矣。不知此症而欲除痰，痰未必除，气已先尽，不得之数也。从来痰药入腹，其痰不过暂开复闭，劳而无功。吾于此每用乘机利导之法，先以微阳药开其痰，继以纯阴峻投，如决水转石，亟过痰之关隘，迨至痰之开者复闭，所用生血之药，蚤已从天而下。日续一日，久久而血生，血生而气返血室，如浪子归家，转能兴家。所藉以驱胶结之痰者，即此气也。此际始加除痰之药，庶几痰去气存，累年之疾，至是始得痊安耳。然饮食最宜致慎，不但肥甘生痰，厚味伤阴已也。人身自平旦至日中，行阳二十五度，饮食易消，故不成痰；自日中至合夜，行阴二十五度，饮食不消，故易成痰。释教以过午戒食，其大药王护身之一则欤？进之调摄，尤为紧关。盖贤人尝以秋冬养阴，秋者于时为收，冬者于时为藏，法天地之收藏，而宁茹毋吐，宁拒毋迎，宁早卧毋早兴。蛰虫尚知闭户，岂君子可无居室之功耶！况乎欲血不再脱，尤贵退藏于密耶！又况乎厥阴肝木受病，其憔悴之色见于三时者，犹可诿之病色，至春月发荣之时，更何诿耶？然春月之荣，不自春月始也，始于秋冬收藏之固。设冬月水脏所储者少，春月木即欲发荣，其如泉竭，不足以溉苞稂何？故失此不治，至春病危始图之，则万无及矣！

胡卣臣先生曰：扪虱而谭，可惊四座。

为顾枚先议失血症治并论病机

顾枚先年二十余岁，身躯肥大，平素嗜酒，迩来鳏居郁郁。壬午孟夏患失血症，每晚去血一二盏，至季夏时，去血无算。面色不见憔悴，肌肉不见消瘦，诊其脉亦不见洪盛，昼夜亦不见寒热。但苦上气喘促，夜多咳嗽，喉间窒塞，胸前紧逼，背后刺胀，腹中闷痛，躁急多怒。医以人参、阿胶治失血成法，用之月余，逾增其势。更医多方，以图用膏子之润上，而气时降也；用牛膝、黄柏之导下，而血时息也。及服酒研三七少许，则血止而咳亦不作。但未久血复至，咳复增，又以为龙雷之火所致，思用八味丸中之些微桂、附，以引火归元。总由未识病情也，请因是症而益广病机焉！人身血为阴，男子不足于阴，故以血为宝，是以失血之症，阴虚多致发热，面色多致枯黑，肌肉多致消瘦。今病者不然，岂其有余于血哉？以病为饮醇伤胃，胃为水谷之海，多气多血，二十余年水谷充养之精华，以渐内亏而外不觉也。胃之脉从头走足，本下行也。以呕血之故，逆而上行，则呼吸之音必致喘急矣。胃之气传入大小肠、膀胱等处，亦本下行也，以屡呕之，故上逆而不下达，则肠腹之间必致痛闷矣。胃气上奔，呕逆横决，则胸中之气必乱。至于紧逼痛楚，则乱之甚矣。胸中之位舍有限，已乱之气，无处可容，势必攻入于背，以背为胸之府也。至于肩髃骨空，钻如刃刺，则入之深矣。故一胃耳，分为三脘，上脘气多，下脘血多，中脘气血俱多，今胃中既乱，气血混矣。不但胃也，胃之上为膈，其心烦多怒者，正《内经》所谓血并于膈之上，气并于膈之下致然，气血倒矣。所以《内经》又言：血并于阳，气并于阴，乃为热中。又言：瘅成为消中。瘅即热也，消中者，善食多饥，而肌肉暗减也。病者之嗜饮，为热积胃中，其不病消中，而病呕血者，何耶？《内经》又以胃脉本宜洪盛，反得沉细者，为胃气已逆。若见人迎脉盛，则热聚于胃，而内生痈。今胃脉已见沉细，其不成胃痈，而成呕血者，又何耶？不知病者呕血之源，与此两者同出异名耳！热积于中即为消，血积于中即为痈，而随积随呕，则为此症。揆其致此之由，必以醉饱入房而得之。盖人身气动则血动，而构精时之气，有乾坤鼓铸之象，其血大动。精者血之所化也，灌输原不止胃之一经。独此一经所动之血，为醉饱之余所阻，不能与他经之血缉续于不息之途，是以开此脱血一窦，今者竟成熟路矣！欲治此病，不如此以分经辨症，何从措手乎？岂惟经也，络亦宜辨。胃之大络贯膈络肺，不辨其络，亦孰知膈间紧迸，肺间气胀痰胶，为胃病之所传哉？当此长夏土旺，不惟母病而子失养，抑且母邪尽传于子。至三秋燥金司令，咳嗽喘满之患必增，不急治之，则无及矣！今岁少阴司天，少阴之上，热气主之，运气热也；夏月适当暑热，时令热也，而与胃中积热，合煽其疟，不治其热，血必不止。然不难于血之止也，第患其止而聚也。聚于中为蛊，为痈，犹缓也；聚于上为喘，为厥，则骤也。惟遵《内经》热淫血溢，治以咸寒之旨为主治。咸能走血，寒可胜热，庶于消渴、痈疽两患可无妨碍。然必先除经病，务俾经脉下走，经气下行，后乃可除络中之病，譬沟渠通而行潦始消也，未易言也。

病者呕血，经久无法可止，父兄敦请仆往救治，告以必须议病不议药，方能用，予乃定是案。用玄明粉化水煮黄柏，秋石化水煮知母，以清解蕴热，而消瘀化疽，加甘草以调其苦，独取咸寒气味，进四剂而血止，可谓神矣！医者果然破药性大寒，渠家果不终其用。延至八月，病者胸胁高肿数围，肺内生痈，寒热大作，喘咳不休，食饮不入，俯几不敢动移，以致臀肉磨穿，危在呼吸。百计强与医治，断不应命，父兄因生仇恨，再求为其所难，以曲尽人情。只得极力治之，变证蠡出，通计免于五死而得五生。病者不戒，兼啖生冷，肺复生痈。一夕呕痰如猪胆状者，百十余枚，一脏两伤，竟至不起。仆焦劳百日，心力俱殚，第无如末流难挽回矣！

胡卣臣先生曰：向传顾病治愈，竞称神仙，其后未免以成败论矣。倘用咸寒时，遇有识者赞之，何至渴而穿井，斗而铸兵耶？然此案自堪传也。

面论顾季掖乃室奇症治之奇验

顾季掖乃室，仲夏时孕已五月，偶尔下血。医以人参、阿胶勉固其胎。又经一月，身肿气胀，血逆上奔，结聚于会厌胸膈间，食饮才入，触之痛楚，转下甚艰，稍急即连粒呕出，全如噎症。更医数手，咸以为胎气上逼，脾虚作肿而成膈噎也。用人参之补，五味之收为治。延至白露节，计孕期已八月，而病造极中之极，呼吸将绝，始请余诊，毫不泄露病状。其脉尺部微涩难推，独肺部洪大无伦，其喘声如曳锯，其手臂青紫肿亮，如殴伤色。余骇曰：似此凶症，何不早商？季掖曰：昨闻黄咫旭乃室有孕而膈噎，得遇良治而愈，是以请救。但内子身肿气急，不识亦可疗否？余曰：此症吾视若悬鉴，不必明言，以滋惊恐。姑以善药一二剂投之，通其下闭上壅可也。季掖必求病名。余曰：上壅者，以肺脉之洪大，合于会厌之结塞，知其肺当生痈也；下闭者，以尺脉之微涩，合于肉色之青肿，知其胎已久坏也。善药者，泻白散加芩、桔之苦以开之，不用硝、黄等厉药也。服一大剂，腹即努痛，如欲产状。季掖曰：产乎？余曰：肺气开而下行，数时闭拒，恶秽得出可也，奚产之云！再进一剂，身肿稍退，上气稍平，下白污如脓者数斗，裹朽胎而出。旬余尚去白污，并无点血相间，可知胎朽腹中已近百日，荫胎之血和胎俱化为脓也。病者当时胸膈即开，连连进粥，神思清爽，然朽胎虽去，而秽气充斥周身，为青肿者未去也；胸厌虽宽，而肺气壅遏，为寒热咳嗽者未除也。余认真一以清肺为主，旬余果获全痊。

顾生升恒曰：先生议内子病，余甚骇为不然，及投剂如匙开钥，其言果验。朽物既去，忽大肿、大喘可畏，先生一以清肺药，批郄导窾，病邪旋即解散，不二旬体复康平，抑何神耶！内子全而老母不至尸饔，幼子不至啼饥，此身不致只影，厚德固难为报耳！因思谈医如先生，真为轩岐继后，世俗之知先生者，即谓之谤先生可也。然而百世之下，犹当有闻风兴起者矣！

面论姜宜人奇症与交肠不同治法迥异

姜宜人得奇症，简《本草经疏》治交肠用五苓散之说，以为神秘。余见之，辨曰：交肠一症，大小二便易位而出，若交易然，古用五苓治之，专为通前阴而设也。若此症，闭在后阴，二便俱从前阴而出，拟之交肠，诚有似是实非者。况交肠乃暴病，骤然而气乱于中。此症乃久病以渐，而血枯于内，有毫厘千里之不同，安得拟之！原失疾之所始，始于忧思，结而伤脾。脾统血者也，脾伤则不能统摄，而错出下行，有若崩漏，实名脱营。脱营病宜大补急固，乃误认为崩漏，以凉血清火为治，则脱出转多。不思天癸已尽，潮汛已绝，万无是病。其年高气弱无血以实漏卮者，毫不念也。于是胞门子户之血，日渐消亡，势不得不借资，不仰给矣！借资于大肠，转将大肠之血，运输而渗入胞囊，久之大肠之血亦尽。而大肠之气附血而行者，孤而无主，为拳为块，奔疼涣散，与林木池鱼之殃祸同矣。又如救荒者，剥邻国为立尽之墟所不顾矣！犹未也，仰给于胃脘，转将胃脘之血，吸引而渗入胞囊。久之胃脘之血亦尽，下脱之血始无源自止。夫胃脘之血，所以荣周身而灌百脉者，今乃暗归乌有，则苞稂失润，而黍离足忧。血尽而止，较之血存而脱，又倍远矣！故血尽然后气乱，气乱然后水谷舍故趋新，舍宽趋隘。江汉两渠，并归一路，身中为之大乱，势必大肠之故道复通，乃可拨乱返治，与五苓一方全无干涉。又况水谷由胃入肠，另有幽门泌别清浊，今以渗血之故，酿为谷道，是幽门辟为坦径矣。尚可用五苓再辟之乎！又况五苓之劫阴，为亡血家所深戒乎！今之见一病，辄有一药横于胸中，与夫执成方奉为灵秘者，大率皆误人者也。若宜人之病，余三指才下，便问曰：病中多哭泣否？婢媪曰：时时泣下。乃知脏躁者多泣，大肠方废而不用也，交肠云乎哉！今大肠之脉，累累而现于指，可虞之时，其来春枣叶生乎？枣叶生而言果验。

胡卣臣先生曰：此等症，他人不能道只字，似此河汉无极，而更精切不可移易，为难能矣！

治陆令仪尊堂肺痈奇验

陆令仪尊堂平日持斋，肠胃素枯，天癸已尽之后，经血犹不止，似有崩漏之意。余鉴姜宜人交肠之流弊，急为治之，久已痊可。值今岁秋月，燥金太过，湿虫不生，无人不病咳嗽，而尊堂血虚津枯之体，受作独猛，胸胁紧胀，上气喘急，卧寐不宁，咳动则大痛，痰中带血而腥，食不易入，声不易出，寒热交作。而申酉二时，燥金用事，诸苦倍增。其脉时大时小，时牢伏时弦紧。服清肺药，如以勺水沃焦，无俾缓急。诸子徬徨无措，知为危候，余亦明告以肺痈将成，高年难任。于是以葶苈大枣泻肺汤，先通其肺气之壅，即觉气稍平，食稍入，痰稍易出，身稍可侧，大有生机。余曰：未也，吾见来势太急，不得已而取快于一时，究竟暂开者易至复闭，迨复闭则前法不可再用矣。迄今乘其暂开，多方以图，必在六十日后，交冬至节方是愈期。盖身中之燥，与时令之燥，胶结不解，必俟燥金退气，而肺金乃得太宁耳。令仪昆季极悬专力治之。此六十日间，屡危屡安，大率皆用活法斡旋。缘肺病不可用补，而脾虚又不能生肺，肺燥喜于用润，而脾滞又艰于运食。今日脾虚之极，食饮不思，则于清肺药中，少加参术以补脾；明日肺燥之极，热盛咳频，则于清肺药中，少加阿胶以润燥。日续一日，扶至立冬之午刻，病者忽自云，内中光景，大觉清爽，可得生矣，奇哉！天时之燥去，而肺金之燥，遂下传于大肠，五六日不一大便，略一润肠，旋即解散，正以客邪易去耳！至小雪节，康健加餐，倍于曩昔。盖胃中空虚已久，势必加餐，复其水谷容受之常，方为全愈也。令仪昆季咸录微功，而余于此症有遐思焉。语云：宁医十男子，莫医一妇人。乃今宁医十妇人，不医一男子矣！

胡卣臣先生曰：还丹不过九转，举世模之不就，陈诠可袭，活法难通也。

议郭台尹将成血蛊之病

郭台尹年来似有劳怯意，胸腹不舒，治之罔效，茫不识病之所存也。闻仆治病，先议后药，姑请诊焉。见其精神言动，俱如平人，但面色萎黄，有蟹爪纹路，而得五虚脉应之。因窃疑而诘之曰：足下多怒乎？善忘乎？口燥乎？便秘乎？胸紧乎？胁胀乎？腹疼乎？渠曰：种种皆然，此何病也？余曰：外症尚未显然，内形已具，将来血蛊之候也。曰：何以知之？曰：合色与脉而知之也。夫血之充周于身也，荣华先见于面，今色黯不华，既无旧恙，又匪新疴，其所以憔悴不荣者何在？且壮盛之年而脉见细损，宜一损皮毛，二损肌肉，三损筋骨，不起于床矣。乃皮毛、肌肉、步履如故，其所以微弱不健者又何居？是敢直断为血蛊。腹虽未大，而腹大之情状已著，如瓜瓠然，其日趋于长也易易耳。明哲可不见机于早耶！曰：血蛊，乃妇人之病，男子亦有之乎？曰：男子病此者甚多，而东方沿海一带，比他处更多。医不识所由来，漫用治气、治水之法尝试，夭枉不可胜计，总缘不究病情耳！所以然者，以东海擅鱼盐之饶。鱼者，甘美之味，多食使人热中；盐者，咸苦之味，其性偏于走血。血为阴象，初与热合不觉，其病日久月增，中焦冲和之气，亦渐积而化为热矣。气热则结，而血始不流矣。于是气居血中，血裹气外，一似妇女受孕者然，至弥月时，腹如抱瓮矣。但孕系于胞中，如熟果自落；蛊蟠于腹内，如附赘难疗，又不可同语也。究而论之，岂但东方之水土致然！凡五方之因膏梁厚味，椒、姜、桂、糈成热中者，除痈疽、消渴等症不常见外，至胀满一症，人人无不有之。但微则旋胀旋消，甚则胀久不消而成蛊耳。倘能见微知著，宁至相寻于覆辙耶！要知人之有身，执中央以运四旁者也。今中央反竭，四旁以奉其锢，尚有精华发见于色脉间乎？此所以脉细皮寒，少食多汗，尫[1]羸之状不一而足也。余言当不谬，请自揆之。月余病成，竟不能用，半载而逝。

胡卣臣先生曰：议病开此一法门，后有作者[2]，不可及矣。

答门人问州守钱希声先生治法

门人问曰：州尊暴病呕血数升，指尖微冷，喉间窒塞，声不易出，安危之机，关于医药。有用温补人参、阿胶之属者，有用凉血生地、玄参之属者，有用降火黄柏、知母之属者，漫难适从。请吾师确言其理，以开瞽瞶。答曰：古今论失血之症，皆混在痰火一门，是以言

〔1〕尫：原本作“尩”，光绪本同。据文义改，下同。
〔2〕后有作者：光绪本作“后有学者”，可参。

之不中肯窾，吾试为子详之。夫血病有新久微甚，无不本之于火，然火有阴阳不同，治法因之迥远。州尊虽旧尝失血，不过伤损之类，其原颇轻。今入春以来，忽尔呕血数盂，则出之暴矣。经云暴病非阳，则其为火也，即非阳火甚明。阳火者，五行之火，天地间经常可久之物，何暴之有？设其暴也，复可以五行之水折之，不能暴矣。惟夫龙雷之火，潜伏阴中，方其未动，不知其为火也。及其一发，暴不可御，以故载阴血而上溢。盖龙雷之性，必阴云四合，然后遂其升腾之势。若天青日朗，则退藏不动矣。故凡用凉血清火之药者，皆以水制火之常法，施之于阴火，未有不转助其虐者也。大法惟宜温补，而温补中之微细曲折，要在讲明有素。经曰：少阴之脉萦舌本。谓肾脉萦绕于舌根之间也。又曰：咯血者属肾。明乎阴火发于阴中，其血咯之成块而出，不比咳嗽痨症，痰中带血为阳火也。此义从前未有发明，惟汉代张仲景，为医中之圣，于伤寒症中垂戒一款云：误发少阴，汗动其经血者，下竭上厥，为难治。后人随文读去，至下竭上厥之理，总置不讲。不知下竭者，阴血竭于下也；上厥者，阴气逆于上也。盖气与血两相维附，气不得血，则散而无统；血不得气，则凝而不流。故阴火动，而阴气不得不上奔；阴气上奔，而阴血不得不从之上溢；阴血上溢，则下竭矣。血既上溢，其随血之气，散于胸中，不能复返本位，则上厥矣。阴气上逆，不过至颈而止，不能越高巅清阳之位，是以喉间窒塞，心忡耳鸣，胸膈不舒也。然岂但窒塞不舒已哉？阴气久居于上，势必龙雷之火，应之于下。血不尽竭，不止也；气不尽厥，亦不止也。仲景所以断为难治者，其以是乎？但止曰难治，非谓不治也。仲景不立治法者，以另有《卒病论》十六卷，专论暴病，后世散逸无传耳！吾为子大辟其扃，则以健脾中之阳气为第一义。健脾之阳，一举有三善也：一者，脾中之阳气旺，如天青日朗，而龙雷潜伏也；一者，脾中之阳气旺，而胸中窒塞之阴气，如太空不留纤翳也；一者，脾中之阳气旺，而饮食运化精微，复生其下竭之血也。况乎地气必先蒸土为湿，然后上升为云，若土燥而不湿，地气于中隔绝矣，天气不常清乎！今方书皆治阳火之法，至龙雷之火，徒有其名，而无其治。反妄引久嗽成痨，痰中带血之阳症，不敢用健脾增咳为例。不思咯血即有咳嗽，不过气逆上厥之咳，气下则不咳矣，况于原无咳嗽者乎！古方治龙雷之火，每用桂、附引火归元之法。然施于暴血之症，可暂不可常。盖已亏之血，恐不能制其悍；而未动之血，恐不可滋之扰耳！究而论之，治龙雷之火，全以收藏为主，以秋冬则龙潜雷伏也。用收藏药不效，略用燥烈为乡导，以示同气相求之义则可，既已收藏，宁敢漫用燥烈乎！先生宿有损伤失血之病，值此上下交匮，功令森严，人心欲逞，惴惴其不免，是劳伤又益以忧恐。恐则伤肾，而少阴之血无端溢出，与仲景所谓误发少阴，汗动其血者，初无少异矣。又况肝主谋虑，性喜疏泄，冬间肾气不藏，久已供肝木之挹取，今春令将行，而肝木居青龙之位，震雷之司，乘权用事，是以天时之龙雷未动，身中之龙雷先动，其血已暴涌而出，不识后此春夏十二气，龙雷大发之时，将何血以奉之耶？夫大病须用大药，大药者，天时春夏，而吾心寂然秋冬是也。昔人逃禅二字甚妙，夫禅而名之曰逃，其心境为何如哉？子后遇此病，必以崇土为先，土厚则阴浊不升，而血患自息，万物以土为根，元气以土为宅，不可不亟讲矣！

胡卣臣先生曰：今世失血一症甚多，前后四案，发明无穷奥义，垂诲恳恳。此篇详论阴火原委，尤补千古阙失。

治李思萱乃室膈[1]气危病治验附叶氏妇治验

李思萱室人有孕，冬月感寒，至春而发，初不觉也。连食鸡面鸡子，遂成夹食伤寒，一月才愈。又伤食物，吐泻交作，前后七十日，共反五次，遂成膈症，滴饮不入。延诊时，其脉上涌而乱，重按全无，呕哕连绵不绝，声细如虫鸣，久久方大呕一声。余曰：病者胃中全无水谷，已翻空向外，此不可救之症也。思萱必求良

〔1〕膈：原本作“隔”，据光绪本改。

治，以免余憾。余筹画良久，因曰：万不得已，必多用人参。但才入胃中，即从肠出，有日费斗金，不勾西风一浪之譬，奈何？渠曰：尽在十两之内，尚可勉备。余曰：足矣！乃煎人参汤，调赤石脂末，以坠安其翻出之胃。病者气若稍回，少顷大便，气即脱去。凡三日服过人参五两，赤石脂末一斤，俱从大肠泻出。得食仍呕，但不呕药耳。因思必以药之渣滓，如粞粥之类与服，方可望其少停胃中，顷之传下，又可望其少停肠中。于是以人参、陈橘皮二味，剪如芥子大，和粟米同煎作粥，与服半盏，不呕，良久又与半盏。如是再三日，始得胃舍稍安。但大肠之空尚未填实，复以赤石脂为丸，每用人参汤吞两许。如是再三日，大便亦稀。此三日参橘粥内，已加入陈仓米，每进一盏，日进十余次，人事遂大安矣。仍用四君子汤、丸调理，通共用人参九两，全愈。然此亦因其胎尚未堕，有一线生气可续，故为此法以续其生耳！不然者，用参虽多，安能回元气于无何有之乡哉！后生一子，小甚，缘母病百日，失荫之故。

叶氏妇亦伤寒将发，误食鸡面鸡子，大热喘胀。余怜其贫，乘病正传阳明胃经，日间为彼双表去邪，夜间即以酒大黄、玄明粉连下三次，大便凡十六行，胎仍不动，次早即轻安。薄粥将养数日，全愈。此盖乘其一日骤病，元气大旺，尽驱宿物，以免缠绵也。设泥有孕，而用四物药和合下之，则滞药反为食积树党矣！

胡卣臣先生曰：前治神矣，后治复不减，盖前治明，后治良也。行所明以持危扶颠，藉有天幸者多矣。此嘉言所以昭述其事，亦曰不得已欤！

辨黄咫旭乃室膈气危症用缓治法而愈

咫旭乃室病膈气二十余日，饮粒全不入口。延余诊时，尺脉已绝而不至矣。询其二便，自病起至今，从未一通，止是一味痰沫上涌，厌厌待尽，无法以处。邑庠有施姓者，善决生死，谓其脉已离根，顷刻当坏。余曰：不然。《脉经》明有开活一款云，上部有脉，下部无脉，其人当吐不吐者死。是吐则未必死也，但得天气下降，则地道自通。故此症倍宜治中，以气高不返，中无开阖，因成危候。待吾以法缓缓治之，自然逐日见效，于是始独任以观验否。乃遂变旋覆代赭成法，而用其意，不泥其方。缘女病至尺脉全无，则莫可验其受孕，万一有而不求，以赭石、干姜辈伤之，呼吸立断矣，姑阙疑。以赤石脂易赭石，煨姜易干姜，用六君子汤加旋覆花煎，调服下，呕即稍定。其岳父见用人参，以为劫病而致憾。余曰：无恐也，治此不愈，愿以三十金为罚；如愈，一文不取。乃全神熠应，药必亲调，始与服之。三日后，渐渐不呕；又三日后，粥饮渐加，举家甚快。但病者全不大便，至是已月余矣。一则忧病之未除，再则忧食之不运，刻刻以通利为嘱。余曰：脏气久结，食饮入胃，每日止能透下肠中一二节，食饮积之既久，脏气自然通透，原议缓治，何得急图耶！举家佥以余为不情，每进诊脉，辄闻病者鼻息之扬，但未至发声相詈耳。盖余以归、地润肠之药，恐滞膈而作呕，硝、黄通肠之药，恐伤胎而陨命。姑拂其请，坚持三五日，果气下肠通，而病全瘳矣！病瘳而其家窃议曰：一便且不能通，曷贵于医耶？月余腹中之孕果渐形著。又议曰：一孕且不能知，安所称高耶？吁嗟！余之设诚而行，以全人夫妻子母，而反以得谤也，岂有他哉！惟余得谤，当世之所谓医者，然后乃得名耳！

胡卣臣先生曰：议论入理之深，自然入俗之浅，如中无开阖之语，及脏气逐日渐通之语，岂堪向寻常索解耶！

面议倪庆云危症再生治验

倪庆云病膈气，十四日粒米不入咽，始吐清水，次吐绿水，次吐黑水，次吐臭水，呼吸将绝，医已歇手。余适诊之，许以可救，渠家不信。余曰：尽今一昼夜，先服理中汤六剂，不令其绝，来早转方，一剂全安。渠家曰：病已至此，滴水不能入喉，安能服药六剂乎？余曰：但得此等甘温入口，必喜而再服，不须过虑。渠诸子或庠或弁，亦知理折，佥曰：既有妙方，何不即投见效，必先与理中，然后乃用此，何意耶？余曰：《金匮》[1] 有云，病人噫气不除者，旋覆代赭石汤主之。吾于此病分别用之者有二道：一者黑水为胃底之水，臭水为肠中之水，此水且出，则胃中之津液久已不存，不敢用半夏以燥其胃也；一者以将绝之气，止存一系，以代赭坠之，恐其立断，必先以理中分理阴阳，俾气易于降下，然后代赭得以建奇奏绩。一时之深心，即同千古之已试，何必更疑？及简仲景方，见方中止用煨姜而不用干姜。又谓干姜比半夏更燥，而不敢用。余曰：尊人所噫者，下焦之气也，所呕者，肠中之水也。阴乘阳位，加以日久不食，诸多蛔虫，必上居膈间，非干姜之辣，则蛔虫不下转，而上气亦必不下转，妙处正在此，君曷可泥哉！诸子私谓，言有大而非夸者，此公颇似。姑进是药，观其验否。进后果再索药，三剂后病者能言，云内气稍接，但恐太急，俟天明再服，后且转方为妥。至次早，未及服药，复请前医参酌，众医交口极沮，渠家并后三剂不肯服矣。余持前药一盏，勉令服之，曰：吾即于众医前，立地转方，顷刻见效，再有何说！乃用旋覆花一味煎汤，调代赭石末二茶匙与之。才一入口，病者曰：好药，吾气已转入丹田矣！但恐此药难得。余曰：易耳。病者十四日衣不解带，目不交睫，惫甚，因图脱衣安寝。冷气一触复呕，与前药立止，思

〔1〕《金匮》：应为《伤寒论》。

粥，令食半盏。渠饥甚，竟食二盏，少顷已食六盏。复呕，与前药立止。又因动怒，以物击婢，复呕，与前药立止。已后不复呕。但困倦之极，服补药二十剂，丸药一斤，将息二月，始能远出，方悔从前少服理中二剂耳。

胡卣臣先生曰：旋覆代赭一方，案中屡建奇绩，但医家未肯信用，熟读前后诸案，自了无疑惑矣！

论吴叔宝无病而得死脉

吴叔宝先生，因治长公圣符之暇日，无病索为立案。岂求隔垣早见，而撤土先防乎！仆未悉翁平素之脉，因尝药而吐泻交作，始为诊之，见脉躁而不静，劲而不柔，疑所伤甚大。乃翁漫不介意，无非恃体之坚固耳。及具道平昔，始知禀受元阳甚旺，从前所患，皆为热中之病。盖膏粱厚味之热，阳气载以俱升，势必发为痈疽疔毒，及脓溃斗许，毒尽而阳不乏，夫非得于天者厚耶！然屡费不赀，久从暗耗。况人身候转不常[1]，始传热中，今传寒中矣。热中则一身之痰，俱变为热，痰热则走，故发为疮疡；寒中则一身之痰，俱变为寒，痰寒则凝，故结塞于胸膈，不易开散。一由阳气高亢，一由阳气卑微耳！今见脉中或三至一转，或五至一转，

〔1〕 常：原本作“尝”，据光绪本改。

不与指相值，自为区别，虽名三五不调，其实阳气孤危已甚。翁弗病则已，万一病出，必非纾徐迂缓。试即以冬时为譬，寒威凛冽，阴霾昼见，天日无光，或有之矣，能无虑乎！据所禀之厚，宜百年有常。乃今亦觉早衰，扶身药饵，有断不可缺者。服药而脉返其驯，缉续罔间，尚可臻古稀之列。盖所禀之丰，如有国者，祖功宗德之隆，即当衰季，复有中兴一段光彩耳。

翁见案不怿。至冬月果患胸腹紧痛，胀闷不堪，以滚酒热盐，内浇外熨不止，服附子理中十数剂始安。次年四月，临丧过哀，呕血升余，服润滞药过多，饮食入胃，先痛后呕，大便黏滞而不坚燥，欲成痰膈。在郡更医十余手，杂投罔效。归用土医服观音对坐草，而胃气搜削殆尽。最后饮水恶热，乃胃中久失谷养。津液尽枯，一团真火内炽。凡病此症者，无不皆然。医者不审痰膈与热膈异治，尚以牛黄、狗宝，漫图侥幸。仆以未病先识，不敢染指投剂。亦由时辈娼嫉，欲借翁病为刀俎地，先以去年所用之药为谤端，是以即有旋覆代赭成法可施，承当不下耳，可胜悼哉！

胡卣臣先生曰：舆谤易兴易息，出于公耳，独埙篪中之鬼域，造端微而贻祸远，可慨可慨！

附与门人论饮滚酒过多成膈症之故

过饮滚酒，多成膈症，人皆知之，而所以然之理不达也。盖膈有二种：一者上脘之艰于纳，一者下脘之艰于出耳。然人之胃中，全是一团冲和之气，所以上脘清阳居多，不觉其热；下脘浊阴居多，不觉其寒，即时令大热，而胃中之气，不变为热；时令大寒，而胃中之气，不变为寒。气惟冲和，故但能容食，不能化食，必藉脾中之阳气入胃，而运化之机始显，此身中自然之造化也。曲蘖之性，极能升腾，日饮沸酒不辍，势必将下脘之气，转升于中上二脘，而幽门之口，闭而不通者有之。且滚酒从喉而入，日将上脘炮灼，渐有腐熟之象，而生气不存，窄隘有加，止能纳水，不能纳谷者有之。此其所以多成膈症也。若夫热药之性，其伤人也必僭，以火曰炎上也；寒药之性，其伤人也必滥，以水曰润下也。不僭不滥，而独伤中焦冲和之气者，必无之理。设果服附子能成膈患，去年劝勿饮热酒时，何不蚤言？而治钱州尊失血，大剂倍用，又何自戾耶？赤土不容朱砂，巧于用谮。此方之不我彀者，岂偶哉？

面论大司马王岵翁公祖耳鸣用方大意

人身有九窍。阳窍七，眼耳鼻口是也；阴窍二，前后二阴是也。阳气走上窍，而下入于阴位，则有溺泄腹鸣之候；阴气走下窍，而上入于阳位，则有窒塞耳鸣之候。故人当五十以外，肾气渐衰于下，每每从阳上逆。而肾之窍开于耳，耳之聪司于肾。肾主闭藏，不欲外泄。因肝木为子，疏泄母气而散于外，是以谋虑郁怒之火一动，阴气从之上逆，耳窍窒塞不清，故能听之用不碍，而听远不无少碍。高年之体，大率类然。较之聋病，一天一渊。聋病者，其窍中另有一膜，遮蔽外气，不得内入，故以开窍为主。而方书所用石菖蒲、麝香等药，及外填内攻等法者，皆为此而设。至于高年，阴气不自收摄，越出上窍之理，从无一人言及，反以治少壮耳聋药，及发表散气药，兼带阴虚为治，是以百无一效。不知阴气至上窍，亦隔一膜，不能越出窍外，止于窍中汩汩有声，如蛙鼓蚊锣，鼓吹不已。以故外入之声，为其内声所混，听之不清。若气稍不逆上，则听稍清；气全不逆上，则听全清矣。不肖悟明此理，凡治高年逆上之气，屡有奇效。方中大意，全以磁石为主，以其重能达下，性主下吸，又能制肝木之上吸故也。而用地黄、龟胶群阴之药辅之，更用五味子、山茱萸之酸以收之，令阴气自旺于本宫，不上触于阳窍，由是空旷无碍。耳之于声，似谷之受响，万籁之音，尚可细聆，岂更与人声相拒，艰于远听耶！此实至理所在，但医术浅薄之辈，不能知之。试观人之收视而视愈明，返听而听愈聪者，然后知昌之斯言非臆说也。谨论。

附答岵翁公祖书

捧读祖台钧谕，耳中根原甚悉。且考究方书，揣察内景，即深于医旨者，不能道只字。不肖昌竦然于金玉之音，从兹倍加深入矣。庆幸庆幸！昨方论中，明知左耳有一膜遮蔽，姑置未论。但论右耳，所以时清时混之故，在于阴气上触耳。盖人两肾之窍，虽开于耳，而肾气上入耳际，亦为隔膜所蔽，不能越于耳外，止于耳根下，少则微鸣，多则大鸣，甚且将萦耳之筋，触之跳动，直似撞穿耳轮之象者，然实必不可出也。设阴气能出耳外，而走阳窍，则阴阳相混，非三才之理矣。故耳之用，妙在虚而能受也。外入之气，随大随小，至耳无碍。惟内触之气，咶咶有声，所以外入之气，仅通其半。若郁怒之火动，内气转增，则外入之气转混，必内气渐走下窍，上窍复其虚而能受之体，然后清清朗朗，声入即通，无壅碍也。方书指为少阳胆、厥阴肝，二经热多所致，是说左耳分部。然少阳之气，能走上窍，其穴皆络于脑巅，无触筋冲耳之理，不当与厥阴混同立说。其通圣散一方，汗下兼用，乃治壮火之法。丹溪所取，亦无确见。惟滚痰丸一方，少壮用之，多有效者，则以黄芩、大黄、沉香之苦，最能下气，而礞石之重坠，大约与磁石之用相仿也。不肖昌所以不用此方者，以其大损脾胃，且耗胸中氤氲之气也。至于肾虚耳鸣，指作膀胱相火上升，则阳火必能透出上窍，不为鸣也！尤见丹溪无据之谈。《易》言水中有火，原说真火，故坎中之一点真阳，即真火也。高年之人，肾水已竭，真火易露，故肾中之气，易出难收。况有厥阴之子，为之挹取乎！然则壮水之主，以制阳光，如盏中加油，而灯焰自小，诚为良治。乃云作肾虚治不效者，知其泛论，世人不为老人立法也。夫收摄肾气，原为老人之先务，岂丹溪明哲而为此等议论乎！不肖昌昨方论中，欲返祖台右耳十余年之聪，以仰答帝鉴，慰藉苍生耳。非为左耳数十年之锢论也。草野不恭，统惟亮宥。谨复。

胡卣臣先生曰：耳鸣之故，从来无人说透，此案方大开法门。

直叙王岵翁公祖病中垂危复安始末

岵翁公祖，自春月论耳鸣后，见昌执理不阿，知为可用。至冬初以脾约便艰，再召诊视。进苁蓉、胡麻、首乌、山药等，四剂即润。盖缘肠中少血多风，与药适宜，故效敏耳。自是益加信悦，时沐枉驾就问，披衷相示。冬尽偶因饱食当风，忽然一吐，倾囊而出，胃气大伤。随召诊问，体中微似发热，左关之脉甚大。自云：始先中脘不舒，今觉气反攻左。始用梨汁不效[1]，今用蔗浆稍定。不知此何症也？昌因断曰：此虚风之候也。以胃中所受之水谷，出尽无留，空虚若谷，而风自内生，兼肠中久蓄之风，乘机上入，是以胃中不安。然风入于胃，必左投肝木而从其类，是以气反攻左，而左脉即为之大且劲。《内经》云：风淫于内，治以甘寒。梨汁蔗浆，俱甘寒对症之物，而一效一不效者，又可知胃中气虚已极，不耐梨性之达下，而喜蔗性之和中也。于是以甘寒一派之药定方，人参、竹沥、麦门冬、生地

〔1〕效：原本作“投”，据下文文义改。

黄之属，众议除参不用。服后腹中呱呱有声，呕出黄痰少许，胸中遂快。次早大便亦通，症似向安。然有可怪者，本是胃经受病，而胃脉反不见其病，只是上下两旁，心肾肝肺之脉，时时另起一头，不安其常。因为剖心争论，谓此非上下两旁之见病端也。乃中央气弱，不能四迄，如母病而四子失乳，故现饥馁之象耳。观公祖自云：口中之味极淡。又云：水到喉管，即注住不肯下行。明明是胃中之气不转，宿水留住喉间，不能更吞新水耳。宜急用四君子汤以理胃气，则中央之枢轴转，而四畔之机关尽利，喉管之水气不逆，而口中之淡味亦除矣。如不见信，速请明者商之，不便在此羁时误事也。然而言过激烈，反怪为故意惊骇。改召二医，有谓中风者，有谓伤寒者，见各不同。至于人参之不可用，则同声和之。谓症之轻而易疗，则同力担之。微用发表之药，即汗出黏濡，又同口赞之。曾不顾已竭之胃气，追之实难，反开关而纵之去，于是气高神荡，呃逆不休矣。再侥幸而投黄连一剂，将绝之系，加极苦以速其绝。二医措手不及，复召昌至，则脉已大乱，如沸如羹，频转频歇，神昏不醒，身强莫移，年寿间一团黑滞，其气出则顺，而入必哕，通计昼夜一万三千五百息，即得一万三千五百哕矣。二医卸祸，谓昌前所议四君子汤，今始可用。吁嗟！呼吸存亡，尚图雍容樽俎乎？据理答之曰：气已出而不入，再加参、术之腻阻，立断矣！惟有仲景旋覆代赭石一方，可收神功于百一。

进一剂而哕势稍减，二剂加代赭石至五钱，哕遂大减。连连进粥，神清色亮，脉复体轻。再用参、苓、麦冬、木瓜、甘草，平调二日，遂康复如初。此盖祖翁少时纯朴不凋，故松柏之姿，老而弥劲，非尽药之功能也。即论药，亦非参之力，乃代赭坠参下行之力也。祖翁病剧，问昌何为不至，及病间，见昌进药，即鼓勇欣尝，抑何见知之深耶！而昌亦得借汤药以行菽水之事，快矣快矣！

胡卣臣先生曰：左氏《春秋》，无与于兵，而名将以为兵法之精。见理不到，则一心之运用不出也。噫！难与俗人言矣。

直推岵翁公祖病后再误贻患

岵翁公祖，深知医理，投剂咸中肯綮，所以长年久世。然苦耳鸣，不乐对客，其左右侍从，谁能究心医药之事！前病获安，竟以为人参之力，而卸祸者反得居功，谓其意中原欲用参，但不敢专主。姑进不肖商榷[1]，以示详慎耳！于是善后之宜，一以诿之。曾不顾夫一误再误也。吁嗟！善后之图遂，果易谋乎哉！前所论虚风一症，昌才用甘寒药二剂稍效，俄焉更医，误以伤寒为治，而致危殆。昌虽用旋覆代赭二剂回天，然

〔1〕 榷：原本作“确”，据光绪本改。

前此虚风本症，尚无暇于驱除，而主家及医，其时方竞夸人参之力，谓调理更宜倍用，无俟参酌。曾不思虚风酝酿日深，他日再求良治，不能及矣！此际欲造庭力争，之谓生端，即上书陈说，又恐中格，惟有抚膺展转太息而已。吁嗟！时事之不可为，大都若此矣。然虽不得借箸而筹，未可不列眉而论也。《内经》云：风者善行而数变。言风之为病，无定体也。又曰：病成而变。此则专言胃风所传之病，变症最多也。变症有五：一曰风成为寒热，以风气通肝，则木盛而侮脾胃，故生寒热也。祖翁前病时，左关之脉独大，自云气反攻左，而每多寒热之候，致医辈视为外感者，是其征也。一曰厥成为巅疾。厥者逆也。谓胃气逆而上升，成巅顶之疾，如眩晕之类也。祖翁前病时，呃逆不休，时觉昏晕者，是其征也。一曰瘅成为消中。瘅者热也。热积胃中，善食而易饥，火之害也。祖翁胃中，素有积热，而多欲得食者，是春征也。一曰久风为飧泄。言胃中风炽，飧已即泄，不留停也。祖翁平素三四日始一大便，今尝无故泄下数行，是其征也。一曰脉风成为疠。言胃中之风，酝酿既久，则荣气腐而不清，肌肉之间，渐至溃烂，以胃主肌肉也。祖翁四末及脉道之间，惯生疮疡，浸淫为害者，是其征也。此五者，总为胃风之病。祖翁俱已见端，又喜餐羊肉、河豚以召致之，然亦不自由也。盖风煽胃中，如转丸之捷，食入易消，不得不借资于厚味。而不知胃中元气，久从暗耗，设虚风止熄，即清薄之味，尚不易化，况乎肥甘乎！今之医者，全不究病前病后消息，明明语以虚风之症，竟不知虚风为何物，奈何言医耶！奈何言调摄耶！昌于此殆不胜古今家国之感矣！

案虽定，而狂瞽之言，未便呈览。兼值昌有浙游，旋口，祖翁复得重恙。召诊时，语昌云：一病几危，今幸稍可，但彻夜撰改本章不辍，神乱奈何？昌对曰：胃风久炽，津液干槁[1]，真火内燔，宜用知母一两，人参、甘草各一钱，日进二剂自安。众议方中用参太少，且无补药佐之，全无取义，竟置不用。连进参、术大剂，不效。越三日，剂中人参竟加一两，服后顷刻气高不返而仙逝。八旬元老，勋勒鼎彝，子姓森森，绕榻三匝，夫复何憾！独昌亲承棫朴之化，于报称之心，有所未慊也，衰哉！

直叙立刻救苏刘筠枝不终其用之故

筠枝先生，创业维艰，大率得之节啬者多。然七旬御女不辍，此先天元阳固密，非人力之所为也。若能良贾深藏，可以百年用之不竭，奈何以御女之故，而数扰其阳耶！夫阳者亲上而卫外，易出而难收者也。在根基浅露之躯，毫不敢肆情纵欲。幸而根深蒂固，不易动

〔1〕 槁：通“槁”。光绪本作“枯”。

摇，乃以房中之术，自伐其根，而重加栽接，致大命危于顷刻。岂误以节啬之方，而倒施之御女乎！夏月阳气在外，阴气在内，此时调摄之法，全以扶阳抑阴为主。翁偶不快，实饮食起居如常，医者以壮年伤暑之药，香薷、黄柏、石膏、知母、滑石、车前、木通投之，即刻不支，卧于床褥。次早余见时，则身僵颈硬，舌强喉哑，无生理矣。余诊毕云：此证虽危，然因误药所致，甫隔一晚，尚可以药速追。急以大附子、干姜、人参、白术各五钱，甘草三钱，大剂煎服，可解此厄，万不宜迟。渠诸子不能决，余忙取药自煎。众议姑以前方煎四分之一，服之安贴，再煎未迟，只得从之。药成送进，适前医再至，遂入诊良久，阻药不用。余面辱其医，进房亲督灌药。寸香之久，翁大呕一声，醒而能言，但声雌而颤。呼诸子乳名，云适才见州官回。询其所由，开目视之不语。转问医者何人。曰江西喻。遂抬手一拱。又云：门缝有风来塞塞。余甚快，忙出煎所存三分之药以续进。维时姻族杂至，商以肩舆送余归寓。余断欲进药。众劝云：且暂回寓，或者明日再请，其意中必惧吾之面折医辈耳。及他医进药，哑瞆如前，越二日而逝。余为之叹惜不已焉！七旬御女不辍，斧斤于内，而假庸医以权，长子次子继夭；斧斤于外，而开姻族以衅，气机久动，尚自谓百年无患也。于人乎何尤！

胡卣臣先生曰：献玉而遭刖，认为顽石也。投珠而按剑，诧为不祥也。至剖石得玉，转灾为祥，尚然不识，则何见耶！医事固裂，亦所遇适穷耳。

论徐岳生将成痿痹之症

徐岳生躯盛气充，昔年因食指微伤见血，以冷水濯之，遂至血凝不散，肿溃出脓血数升，小筋脱出三节，指废不伸。迩来两足间才至秋月，便觉畏冷，重绵蔽之，外拊仍热，内揣独觉其寒。近日从踵至膝后，筋痛不便远行。云间老医，令服八味丸，深中其意。及仆诊，自云平素脉难摸索，乃肝肺二部，反见洪大。大为病进，况在冬月木落金寒时，尤为不宜。方来之势，将有不可响迩者。八味丸之桂、附，未可轻服也，何也？筋者肝之合也。附筋之血，既经食指之挹取，存留无几，不能荣养筋脉，加以忿怒，数动肝火，传热于筋，足跗之大筋，得热而短，是以牵强不便于行也。然肝之所主者惟肺，木性畏金，禀令拥戴，若君主然。故必肺气先清，周身气乃下行。今肺脉大，则肺气又为心主所伤，壅窒不清，是以阳气不能下达而足寒也。然则所患虽微，已犯三逆，平素脉细，而今脉大，一逆也；肝脉大而热下传，二逆也；肺脉大而气上壅，三逆也。设误以桂、附治之，热者愈热，壅者愈壅，即日便成痿痹矣。此际用药，渊乎微乎，有寻常不能测识者！盖筋脉短劲，肝气内锢，须亟讲于金伐木荣之道。以金伐木，而木反荣，筋反舒，匪深通玄造者，其孰能知之？然非金气自壅，则木且奉令不暇，何敢内拒！惟金失其刚，转而为柔，是以木失其柔，转而为刚。故治此患，先以清金为第一义也。然清金又先以清胃为第一义。不清其胃，则饮酒焉，而热气输于肺矣；厚味焉，而浊气输于肺矣。药力几何，能胜清金之任哉！金不清，如大敌在前，主将懦弱，已不能望其成功，况舍清金，而更加以助火烁金，倒行逆施以为治耶，必不得之数矣！

翁见药石之言，漫无忌讳，反疑为张大其说，而莫之信，竟服八味丸。一月后，痿痹之情悉著，不幸所言果验。乃卧床一载，必不令仆一见。闻最后阳道尽缩，小水全无，乃肺金之气，先绝于上，所以致此。明明言之，而竟蹈之，奈何奈何！

胡卣臣先生曰：此治痿痹证之《妙法莲华经》也，不当作文字亵视。

论江冲寰先生足患治法

庚辰冬，于鼎翁公祖园中，识先生半面。窍见身体重着，行步艰难，面色滞晦，语言迟缓，以为有虚风卒中之候也。因为过虑，辛巳秋召诊问，细察脾脉，缓急不调，肺脉劲大，然肝木尚平，阳气尚旺，是八风之邪，未可易中。而筋脉掣痛，不能安寝者，大率风而加之以湿，交煽其虐所致。以斯知尚可引年而施治也，何也？风者肝之病，天之气也；湿者脾之病，地之气也。

天气迅疾，故发之暴。益以地气之迂缓，反有所牵制而不能暴矣！然气别则病殊，而气交则病合，有不可不明辨者。病殊者，在天气则风为百病之长，其来微，则随相克为传次，必遍五脏而始烈；其来甚，则不由传次而直中，唯体虚之人，患始不测焉。在地气则湿为下体之患。其来微，则足跗肿大，然得所胜亦旋消；其来甚，则害及皮肉筋脉以渐而上攻，亦唯阳虚之人，势始腾越焉！两者一本之天，一本之地。病各悬殊，治亦异法者也。病合者，天之气入于筋脉，地之气亦入于筋脉。时乎天气胜，则筋脉张而劲焉；时乎地气胜，则筋脉觯而缓焉。两者其源虽异，其流则同。交相酝结，蔓而难图者也。先生房中之风，始虽不可知，然而所感则微也。至若湿之一字，既以醇酒厚味而酿之于内，又为炎蒸岚瘴而袭之于外，是以足患日炽，虽周身筋脉舒展，亦不自如。究竟不若足间昼夜掣痛，疮疡肿溃，浸淫无已也。夫春时之风也，夏时之湿与热也，秋时之燥也，三时之气，皆为先生一身之患者也。而一身之患，又惟一隅独当之，亦良苦矣！设内之风湿热燥不攘，足患其有宁宇乎？所可嘉者，惟冬月寒水司令，势稍末减，而医者不识此意，每投壮筋骨之药酒，以驱其湿，不知此乃治寒湿之法，惟冬月病增者方宜。岂以风湿、热湿，而倒行逆施，宁不重其困也！况乎先生肺脉劲大，三四日始一大便，虽冬月亦喜形寒饮冷，而不常近火，何所见其为寒湿也哉！所以孙真人大小竹沥等方，风、湿、热、燥、寒五治之药具备，笼统庞杂，后人全不知用，若识此义为去取，则神而明之之事矣。然则不辨症而用方者，几何而不误耶！

胡卣臣先生曰：辨证纵横无碍，剑光烨烨逼人。

论钱太封翁足患不宜用热药再误

钱叔翁太老先生，形体清瘦，平素多火少痰。迩年内蕴之热，蒸湿为痰。辛巳夏秋间，湿热交胜时，忽患右足麻木，冷如冰石。盖热极似寒，如暑月反雨冰雹之类。医者以其足跗之冷也，不细察其为热极似寒，误以牛膝、木瓜、防己、加皮、羌、独之属温之。甚且认为下元虚惫，误用桂、附、河车之属补之，以火济火，以热益热。由是肿溃出脓水，浸淫数月，踝骨以下，足背指肿，废而不用，总为误治而至此极耳。其理甚明，无难于辨。若果寒痰下坠，不过坚凝不散止耳。甚者不过痿痹不仁止耳。何至肿而且溃，黄水淋漓，腐肉穿筋耶！太翁不知为医药所误，乃委咎于方隅神杀所致，岂其然哉！此与伤寒坏症，热邪深入经络而生流注，无少异也。所用参膏，但可专理元气，而无清解湿热之药以佐之，是以未显厥效。以元老之官，不可以理繁剧。设与竹沥同事，人参固其经，竹沥通其络，则甘寒气味，相得益彰矣。徐太掖先生服人参以治虚风，误佐以附子之热，迄今筋脉短缩，不便行持，亦由不识甘寒可通经络也。且太翁用参膏后，脾气亦既大旺，健运有加矣。此时倘能撙节饮食，俾脾中所生之阳气，得专力以驱痰、驱热，则痰热不留行，而足患并可结局。乃日食而外加以夜食，虽脾气之旺，不为食所伤，然以参力所生之脾气，不用之运痰、运热，止用之以运食，诚可惜也！今者食入亦不易运，以助长而反得衰，乃至痰饮胶结于胸中，为饱为闷，为频咳而痰不应。总为脾失其健，不为胃行津液，而饮食反以生痰，渐渍充满肺窍，咳不易出，虽以治痰为急，然治痰之药，大率耗气动虚，恐痰未出，而风先入也。唯是确以甘寒之药，杜风消热，润燥补虚豁痰，乃为合法。至于辛热之药，断断不可再误矣。医者明明见此，辄用桂、附无算，想必因脓水易干，认为辛热之功，而极力以催之结局耳，可胜诛哉！

胡卣臣先生曰：湿热伤足，自上而下也；足寒伤心，自下而上也。自上下者，先清其上；自下上者，先温其下。观此而民病伤国，可知治先在民矣！

论浦君艺喘病症治之法

人身难治之病有百症，喘病其最也。喘病无不本之于肺，然随所伤而互关，渐以造于其极。惟兼三阴之症者为最剧。三阴者，少阴肾、太阴脾、厥阴肝也。而三阴又以少阴肾为最剧。经云：肾病者善胀，尻以代踵，脊以代头。此喘病兼肾病之形也。又云：劳风发在肺下。巨阳引精者三日，中年者五日，不精者七日，当咳出青黄浓浊之痰如弹子者大，不出者伤肺，伤肺者死也。此喘病兼肾病之情也。故有此症者，首重在节欲，收摄肾气，不使上攻可也。其次则太阴脾、厥阴肝之兼症亦重，勿以饮食忿怒之故，重伤肝脾可也。若君艺之喘症，得之于髫幼，非有忿欲之伤，止是形寒饮冷，伤其肺耳。然从幼惯生疮疖，疮疖之后，复生牙痈，脾中之湿热素多，胃中之壮火素盛，是肺经所以受伤之原，又不止于形寒饮冷也。脾之湿热，胃之壮火，交煽而互蒸，结为浊痰，溢入上窍，久久不散，透开肺膜，结为窠囊。清气入之，浑然不觉。浊气入之，顷刻与浊痰狼狈相依，合为党援，窒塞关隘，不容呼吸出入，而呼吸正气，转触其痰，鼾齁有声，头重耳响，胸背骨间有如刀刺，涎涕交作，鼻颏酸辛，若伤风状。正《内经》所谓心肺有病，而呼吸为之不利也。必俟肺中所受之浊气，解散下行，从前后二阴而去。然后肺中之浓痰，咯之始得易出，而渐可相安。及夫浊气复上，则窠囊之痰复动，窒塞仍前复举，乃至寒之亦发，热之亦发，伤酒、伤食亦发，动怒、动欲亦发。所以然者，总由动其浊气耳。浊气本居下体，不易犯入清道，每随火势而上腾。所谓火动则气升者，浊气升也。肾火动，则寒气升；脾火动，则湿气升；肝火动，则风气升也。故以治火为先也。然浊气既随火而升，亦可随火而降，乃凝神入气以静调之。火降而气不降者何耶？则以浊气虽居于下，而肺中之窠囊，实其新造之区，可以侨寓其中，转使清气逼处不安，亦若为乱者然。如寇贼依山傍险，蟠据一方，此方之民，势必扰乱而从寇也。故虽以治火为先，然治火而不治痰，无益也；治痰而不治窠囊之痰，虽治与不治等也。治痰之法，曰驱，曰导，曰涤，曰化，曰涌，曰理脾，曰降火，曰行气。前人之法，不为不详。至于窠囊之痰，如蜂子之穴于房中，如莲实之嵌于蓬内，生长则易，剥落则难。由其外窄中宽，任行驱导涤涌之药，徒伤他脏，此实闭拒而不纳耳。究而言之，岂但窠囊之中，痰不易除，即肺叶之外，膜原之间，顽痰胶结多年，如树之有萝，如屋之有游，如石之有苔，附托相安，仓卒有难划伐者。古今之为医者多矣，从无有为此渺论者。仆生平治此症最多，皆以活法而奏全绩。盖肺中浊邪为祟，若牛渚怪物，莫逃吾燃犀之炤者。因是而旷观病机，异哉！肺金以脾土为母，而肺中之浊痰，亦以脾中之湿为母。脾性本喜燥恶湿，迨夫湿热久锢，遂至化刚为柔，居间用事。饮食入胃，既以精华输我周身，又以败浊填彼窍隧。始尚交相为养，最后挹此注彼，专为外邪示岂弟，致使凭城凭社辈，得以久遂其奸。如附近流寇之地，益以巨家大族，暗为输导，其滋蔓难图也。有由然矣！治法必静以驭气，使三阴之火不上升，以嘿杜外援。又必严以驭脾，使太阴之权有独伸而不假敌忾。我实彼虚，我坚彼瑕，批瑕捣虚，迅不掩耳，不崇朝而扫清秽浊。乃广服大药，以安和五脏，培养肺气。肺金之气一清，则周身之气，翕然从之下降。前此上升浊邪，允绝其源。百年之间，常保清明在躬矣。此盖行所当然，不得不然之法。夫岂涂饰听闻之赘词耶！君艺敦请专治，果获全瘳。益见仆言之非谬矣！

胡卣臣先生曰：岐黄论道以后，从不见有此精细快彻之谈，应是医门灵宝。

又曰：君艺童年锢疾，非所易瘳，今疾愈而且得子矣。先议后药，功不伟耶！

论吴吉长乃室及王氏妇误药之治验

吉长乃室，新秋病洒淅恶寒，寒已发热，渐生咳嗽，然病未甚也。服表散药不愈，体日尪[1]羸。延至初冬，饮以参、术补剂，转觉厌厌欲绝，食饮不思，有咳无声，泻利不止，危在旦暮。医者议以人参五钱，附子三钱，加入姜、桂、白术之属，作一剂服，以止泻补虚，而收背水之捷。吉长徬惶无措，延仆诊毕，未及交语，前医自外亟至，见仆在坐，即令疏方，仆飘然而出。盖以渠见既讹，难与语至理耳。吉长辞去前医，坚请用药。仆因谓曰：是病总由误药所致。始先皮毛间洒

〔1〕尪：原作"尫"，光绪本作"瘦"。据文义改。

淅恶寒发热，肺金为时令之燥所伤也。用表散已为非法，至用参术补之，则肺气闭锢，而咳嗽之声不扬，胸腹饱胀，不思饮食，肺中之热无处可宣，急奔大肠，食入则不待运化而直出。食不入，则肠中之垢污，亦随气奔而出，是以泻利无休也。今以润肺之药兼润其肠，则源流俱清，寒热、咳嗽、泄泻一齐俱止矣。但取药四剂，服之必安，不足虑也。方用黄芩、地骨皮、甘草、杏仁、阿胶。初进一剂，泻即少止。四剂毕，而寒热俱除。再数剂而咳嗽俱全愈矣。设当日与时辈商之，彼方执参、附为是，能从我乎！又乡中王氏妇，秋月亦病寒热，服参术后，亦厌厌一息，但无咳嗽，十余日不进粒米，亦无大便，时时晕去，不省人事。其夫来寓中，详述其证，求发补剂归服。余以大黄、芒硝、石膏、甘草四味，为粗末与之。彼不能辨，归而煎服。其妻云：此药甚咸。夫喜曰：咸果补药。遂将二剂连服，顷之腹中弩痛，下结粪数块，绝而复苏。进粥二盏，前病已如失矣。乡人致谢忱始知之。凡此素有定见于中，故不为临歧所炫也。姑存是案，为治病者广其识焉！

胡卣臣先生曰：毫厘有差，千里悬绝，案中治法，似乎与症相反，究竟不爽，大难大难！

论鼎翁公祖颐养天和宜用之药

旧宪治公祖江鼎寰先生，望七之龄，精神健旺，脉气坚实，声音洪亮，晋接不厌其繁，纷丝尚能兼理，不羡洛社耆英，行见熙朝元老矣。偶有胸膈弗爽，肺气不清，鼻多浊涕小恙。召诊日兼患齿痛，谨馈以天冬、熟地、石枣、丹皮、枸杞、五味等，收摄肾气药四剂，入桂些少为引经，服之齿痛顿止，鼻气亦清。第因喉中作干，未肯多服。门下医者素逢主，见治标热，不治本虚，特为辨曰：祖翁所禀先天阳气甚厚，冬月尚仍早兴晚寝，饮蔗啖梨，是以服药多喜清畏补。然补有阴阳之不同，阳气虽旺于上，阴气未必旺于下。髭鬓则黑，步履则迟，其一征也；运臂则轻，举腰则重，其一征也；阳道易兴，精液难固，其一征也；胃能多受，胞弗久留，又一征也。下本不虚，下之精华，暗输于上，是以虚也；上本不实，清阳之分，为阴所凑，似乎实也。故阴凑于上而开窍于目，则为泪；开窍于鼻，则为涕；开窍于口，则为涎为唾。经云：五十始衰。谓阴气至是始衰也。阴气衰，故不能自主，而从阳上行，其屑越者，皆身中之至宝，向非收摄归元，将何底极？是以事亲养老诸方，皆以温补下元为务。诚有见于老少不同，治少年人惟恐有火，高年人惟恐无火。无火则运化艰而易衰，有火则精神健而难老，是火者老人性命之根，未可以水轻折也。昔贤治喉干，谓八味丸为圣药，譬之釜底加薪，则釜中津气上腾，理则然矣。可见下虚者，不但真阴虚，究竟真阳亦虚，何也？阳气以潜藏为贵，潜则弗亢，潜则可久。《易》，道也，盏中加油，则灯愈明，炉中复灰，则火不熄，与其孤阳上浮为热，曷若一并收归于下，则鼻中之浊涕不作，口中之清液常生，虽日进桂、附，尚不觉其为热，矧清补润下之济，而反致疑乎，是为辨。

胡卣臣先生曰：吾乡诸老，享有遐龄者最多，鼎寰廉访年来绝欲忘机，怡情悦性，大药不藉草木之偏，上寿更无涯涘可测，此案第借为高年立法，理自不诬。

论张[1]受先先生漏症善后之宜

旧邻治父母张受先先生，久患穿肠痔漏，气血大为所耗。有荐以吾乡黄生善敷割者，先生神其术，一切内治之药，并取决焉。不肖昌雅重先生文章道德之身，居瀛海时，曾令门下往候脉息，私商善后之策，大意谓先生久困漏卮[2]，一旦平成，精气内荣，自可百年无患。然新造之区，尚未坚固，则有浸淫之虞。脏气久虚，肠蓄易澼，则有转注之虞。清气久陷，既服甘温升举矣。然漏下已多，阴血暗耗，恐毗于阳。水谷易混，既用养脏厚肠矣。然润剂过多，脾气易溜，恐毗于阴。且漏孔原通精孔，精稍溢出，势必旁渗，则豢精当如豢虎。厚味最足濡脾，味稍不节，势必走泄，则生阴无取伤阴。

---

〔1〕 张：原缺，光绪本同。今据文例及文义补。
〔2〕 卮：光绪本作“痔”，可参。

盖人身脾气，每喜燥而恶湿。先生漏孔已完，败浊下行者，无路可出，必转渗于脾，湿固倍之，是宜补脾之阳，勿伤脾之阴，以复健运之常，而收和平之益云云。及至娄中，应召往诊，指下轻取鼓动有力，重按若觉微细，是阳未见不足，阴则大伤矣。先生每进补阴之药，则夜卧甚宁，肠澼亦稀。以故疡医妄引槐角、地榆，治肠风下血之法治之，亦不觉其误，其实漏病乃精窍之病。盖构精时，气留则精止，气动则精泄。大凡强力入房者，气每冲激而出，故精随之横决四射，不尽由孔道而注，多溢于精管之外，久久渐成漏管。今漏管虽去，而肉中之空隙则存，填窍补隧，非此等药力所能胜也。不肖姑不言其非，但于渠方中去槐角、地榆等，而加鹿角霜一味，所谓惟有斑龙顶上珠，能补玉堂关下缺者是也。况群阴之药，最能润下，不有以砥之，则肠中之水，更澼聚可虞耶！然此特微露一班耳！疡医不解，已沮为不可用。因思吾乡一治漏者，溃管生肌外，更有二神方。先以丸药半斤，服之令人阳道骤痿，俟管中肉满，管外致密。后以丸药半斤，服之，令人阳道复兴。虽宜于少，未必宜于老，然用意亦大奇矣。不肖才欲填补窍隧，而黄生沮之，岂未闻此人此法乎！

胡卣臣先生曰：漏管果通精窍，敷治易而填补难，案中所说，确乎有见。

详胡太封翁疝症治法并及运会之理剿寇之事

养翀太老先生，精神内守，百凡悉处谦退，年登古稀，面貌若童子。盖得于天全，而不受人损也。从来但苦脾气不旺，食饮厚自撙节。迩年少腹有疝，形如鹊[1]卵，数发以后，其形渐大而长，从少腹坠入睾囊甚易，返位甚难。下体稍受微寒则发，发时必俟块中冷气渐转暖热，始得软溜而缩入，不然则鼓张于隘口不能入也。近来其块益大，发时如卧酒瓶于胯上，半在少腹，半在睾囊，其势坚紧如石，其气迸入前后腰脐各道筋中，同时俱胀。由是上攻入胃，大呕大吐；由是上攻巅顶，战栗畏寒，安危止关呼吸。去冬偶见暴发光景，知为地气上攻，亟以大剂参、附、姜、桂投之，一剂而愈。已后但遇举发，悉用桂、附速效。今五月末旬，值昌他往，其症连日为累，服十全大补汤二十余剂，其效甚迟。然疑症重，不疑药轻也。值年家俞老先生督饷浙中，遥议此症，亦谓十全大补用到百剂自效，乃决意服。至仲秋，其症复发，发时昌仍用姜、桂、参、附取效。令郎谏议卣翁老先生，两疑而莫所从也。昌请深言其理焉。夫人阳不足则用四君，阴不足则用四物，阴阳

〔1〕 鹊：光绪本为“鸡”，可参。

两不足，则合四君、四物，而加味为十全大补，此中正和平之道也。若夫浊阴之气，结聚少腹，而成有形，则阴盛极矣，安得以阴虚之法治之，助邪而滋疾乎！何以言之？妇女有娠者之病伤寒，不得已而用麻、桂、硝、黄等伤胎之药，但加入四物，则厉药即不能入胞而伤胎。岂欲除块中之邪，反可用四物护之乎？此一征也。凡生癥瘕痞块者，驯至身羸血枯，百计除之不减，一用四物，则其势立增。夫四物不能生血活血，而徒以增患，此又一征也。人身之血脉，全赖饮食为充长。四物之滞脾，原非男子所贵。既以浊阴极盛，时至横引阴筋，直冲阳络，则地气之上陵者，大有可虑，何得以半阴半阳之药，蔓而图之？四物之不当用，无疑矣。即四君亦元老之官，不可以理繁治剧，必加以姜、桂、附子之猛，始克胜病，何也？阴邪为害，不发则已，其发必暴。试观天气下降则清明，地气上升则晦塞，而人身大略可睹。然人但见地气之静，而未见地气之动也。方书但言阴气之衰，而未言阴邪之盛也。医者每遇直中阴经之病，尚不知所措手，况杂症乎！请纵谈天地之道以明之。天地之道，《元会运世》一书，论之精矣。至于戌亥所以混茫之理，则置之不讲，以为其时天与地混而为一，无可讲耳。殊不知天不混于地，而地则混于天也。盖地气小动，尚有山崩川沸，陵迁谷变之应。况于地气大动，其雷炮迅击之威，百千万亿，遍震虚空，横冲逆撞，以上加于天，宁不至混天为一耶！必至子而天开，地气稍下，而高复之体始露也。必至丑而地辟，地气始返于地，而太空之体始廓也。其时人物尚不能生者，则以地气自天而下，未至净尽，其青黄红紫赤白碧之九气而外，更有诸多悍疾之气，从空注下者，动辄绵亘千百丈，如木石之直坠，如箭弩之横流，人物非不萌生其中，但为诸多暴气所摧残，而不能长育耳。必至寅而驳劣之气，悉返冲和，然后人物得遂其生，以渐趋于繁衍耳。阴气之惨酷暴烈，一至于此，千古无人论及，何从知之耶！大藏经中，佛说世界成毁至详，而无此等论说者，盖已包括于地水火风之内，不必更言也。夫地水火风，有一而非阴邪也哉！群阴之邪，酿成劫运，昌之所谓地气之混于天者，非臆说矣。堪舆家尚知趋天干之吉，而避地支之凶，奈何医之为道，遇地气上奔之症，曾不思避其凶祸耶！汉代张仲景，特著《卒病论》十六卷，禄山兵火以后，遂湮没不传，后人无由获见。昌因悟明地气混天之理，凡见阴邪上冲，孤阳扰乱之症，陡进纯阳之药，急驱阴气，呱呱有声，从大孔而出，以辟乾坤而揭日月，功效亦既彰彰。如太翁之症，屡用姜、附奏绩者，毋谓一时之权宜，实乃万世经常之法也。但悍烈之性，似非居恒所宜服，即举发时服之，未免有口干舌苦之过，其不敢轻用者，孰不知之？而不知不得不用也。即如兵者毒天下之物，而善用之，则民从，不善用之，则民叛。今讨寇之师，监而又监，制而又制，强悍之气，化为软戾，不得不与寇为和同。至于所过之地，抢劫一空，荆棘生而凶年兆，尽驱良民而为寇矣。而庙堂之上，罢兵不能，用兵无策，大略类然。昌请与医药之法，互相筹酌。夫坚块远在少腹，漫无平期，而毒药从喉入胃，从胃入肠，始得下究，旧病未除，新病必起矣。于此而用治法，先以姜、桂、附子为小丸，曝令干坚。然后以参、术厚为外廓，俾喉胃间知有参、术，不知有姜、桂、附子，递送达于积块之所，猛烈始露，庶几坚者削，而窠囊可尽空也。今监督之旄，充满行间，壮士金钱，饱他人腹，性命悬他人手，其不能辨寇固也。而其大病，在以兵护监督，不以监督护兵，所以迄无成功耳。诚令我兵四面与寇相当，而令监督于附近贼界，坚壁清野，与土著之民习，且耕且战之法，以厚为我兵之外廓，则不至于絷骐骥而缚孟贲。我兵可以贾勇而前，或击其首尾，或捣其中坚，或昼息夜奋，以乱其乌合，而廓清之功自致矣。况有监督以护之于外，诸凡外入之兵，不敢越伍而哗，庶几民不化为寇，而寇可返为民耶。山泽之癯，何知当世！然聊举医法之一端，若有可通者，因并及之。

卣臣先生问曰：外廓一说，于理甚长，何以古法不见用耶？答曰：古法用此者颇多，如用朱砂为衣者，取义南方赤色，入通于心，可以护送诸药而达于心也。如用青黛为衣者，取义东方青色，入通于肝，可以护送诸药而达于肝也。至于攻治恶疮之药，包入葱叶之中，更嚼葱厚罨而吞入，取其不伤喉膈，而直达疮所也。即煎剂亦有此法，如用大剂附、桂药煎好，更投生黄连二三分，一滚即取起，俟冷服之，则熟者内行下行，而生者上行外行，岂非外廓之意耶！仲景治阴证伤寒，用整两附子煎熟，而入生猪胆汁几滴和之，可见圣神用药，悉有法度也。卣臣先生曰：善。

胡卣臣先生曰：家大人德全道备，生平无病，年六十，以冬月触寒，乃有疝疾，今更十年，每当疝发[1]，呕吐畏寒，发后即康好如旧。今遇嘉言救济，病且渐除，日安一日，家大人乐未央，皆先生赐矣！

详辨谏议胡老先生痰饮小恙并答明问

尚翁老先生，脉盛体坚，神采百倍，从无病邪敢犯。但每早浴面，必呕痰水几口，胸前惯自摩揉。乳下宗气，其动应衣。若夜睡宁，水道清，则胸中爽然。其候似病非病，遍考方书，广询明医，不得其解。昌谓是痰饮结于胸膈，小有窠囊。缘其气之壮盛，随聚随呕，是以痰饮不致为害。而膻中之气，则因呕而伤矣。夫膻中者，与上焦同位胸膈。经云：上焦如雾，言其气之氤氲如雾也。又曰，膻中者臣使之官，言其能分布胸中之气而下传也。今以呕之故，而数动其气，则氤氲变为急迫上奔，然稍定则仍下布，亦不为害也。大率痰为标，

[1] 疝发：光绪本作“病发”。

气为本，治标易，而治本则难。非治本之难，以往哲从未言其治法，而后人不知所治耳。昌试论之。治气之源有三：一曰肺气，肺气清，则周身之气肃然下行。先生之肺气则素清也。一曰胃气，胃气和，则胸中之气亦易下行。先生之胃气则素和也。一曰膀胱之气，膀胱之气旺，则能吸引胸中之气下行。先生清年善养，膀胱之气则素旺也。其膻中之气，乱而即治，扰而即恬者，赖此三气暗为输运，是以不觉其累，即谓之无病也可。若三气反干胸膈之人[1]，其为紧为胀，可胜道哉！故未形之病，可以不言，而屡动之气，不可不亟反于氤氲。先生但觉为痰饮所苦，昼日常鼓呼吸之气，触出胸膈之痰，而未知痰不可出，徒伤气也。盖夜卧则痰聚于胃，晨起自能呕出。日间胃之津液，四达脏腑，即激之出不出耳。然而痰消则气自顺，是必以治痰为急。而体盛痰不易除，又必以健脾为先。脾健则新痰不生，其宿痰之在窠囊者，渐渍于胃，而上下分消，于是无痰则不呕，不呕则气不乱，气不乱则日[2]返于氤氲矣。虽然，尚有一吃紧关头，当并讲也。人身胸中，空旷如太虚，地气上则为云，必天气降而为雨，地气始收藏不动。诚会上焦如雾，中焦如沤，下焦如渎之意，则知云行雨施，而后沟渎皆盈，水道通决，乾坤有一番新景象矣。此义

〔1〕 人：光绪本作“中”。
〔2〕 日：光绪本作“自”。

首重在膀胱一经。经云：膀胱者，州都之官，津液藏焉，气化则能出矣。如人之饮酒无算而不醉者，皆从膀胱之气化而出也。膻中位于膈内，膀胱位于腹内，膀胱之气化，则空洞善容，而膻中之气得以下运。若膀胱不化，则腹已先胀，膻中之气，安能下达耶！然欲膀胱之气化，其权尤在于葆肾，肾以膀胱为府者也。肾气动，必先注于膀胱，屡动不已，膀胱满胀，势必逆奔于胸膈，其窒塞之状，不可名言。肾气不动，则收藏愈固。膀胱得以清静无为。而膻中之气，注之不盈矣。膻中之气，下走既捷，则不为牵引所乱，而胸中旷若太空。昌更曰：气顺则痰不留，即不治痰，而痰自运矣。谨论。

卣臣先生问曰：痰在膈中，去喉不远，每早必痛呕始出者何耶？曰：道不同也。胸膈之间，重重脂膜遮蔽，浑无空隙，痰从何出？所出者胃中之痰耳！曰：然则膈中之痰不出耶？曰：安得不出，但出之艰耳！盖膻中之气，四布于十二经，布于手足六阳经，则其气从喉吻而上出；布于手足六阴经，则其气从前后二阴而下出。然从下出者无碍，从上出者，亦必先下注阳明，始得上越，是以难也。曰：若是则所论膀胱气化一段，渊乎微矣。但吸引之机权，从不见于经典，岂有所自乎？曰：《内经》有巨阳引精之义，缘无注解，人不能会。巨阳者，太阳膀胱也。谓膀胱能吸引胸中之气下行，而胸中之胀自消，此足证也。曰：胸中窠囊之说，确然无疑，但不知始于何因，结于何处，消于何时也。曰：人身之气，经盛则注于络，络盛则注于经。窠囊之来，始于痰聚胃口，呕时数动胃气，胃气动则半从上出于喉，半从内入于络。胃之络贯膈者也，其气奔入之急，则冲透膈膜，而痰得以居之。痰入既久，则阻碍气道，而气之奔入者，复结一囊，如蜂子之营穴，日增一日，故治之甚难。必先去胃中之痰，而不呕不触，俾胃经之气，不急奔于络，转虚其胃，以听络中之气，返还于胃，逐渐以药开导其囊，而涤去其痰，则自愈矣。此昌独得之见，屡试之法也。曰：所言身内病情消息，如宝鉴列眉，令人钦服。生平读医书，于五脏位置，不能无疑，请并明之。人身戴九履一，左三右七，五居中宫，则心南肾北肝东肺西，乃定位也。乃肾不居正北，而分隶东北西北者何耶？曰：肾有两，故分隶两旁，而虚其在中之位以为用。所谓两肾中间一点明，正北方水中之真火，而为藏精宅神之本。其体虽分左右，而用实在中，故心肾交媾之所，各该三寸六分，设从两肾歧行而上，其去中黄，不太远乎！凡内观五脏，当观其用也。曰：肺为一身之华盖，如莲花舒叶于心之上，位正乎中，何以定其位于西南耶？诚如两肾之例，则西南可位，岂东南独不可位乎！曰：肺居心上，其募不与左连，但从右达，其用亦在西也。曰：其不与左连者何也？曰：地不满东南，其位常空隙不用。设肺募得与左连，地无缺陷矣。曰：然则天不满西北，何以右肾居之耶？曰：两肾之用在中，此不过其空位耳。惟右肾为空位，故与三焦之有名无形者相配。而三焦则决渎之官，水道由之而出，正以天不满西北也。曰：然则脾胃居右，其用亦在右耶？曰：胃居中，脾居右，胃中所容之水谷，全赖脾以运行，而注其气以输周身，其用即在中也。其用在中，故西方可容肺脾二藏。若脾之用在右，则置肺之用于何所乎？曰：然则肝之用何在耶？曰：肝木居于正东，东南为地之空位，其气既无主，东北为左肾之本位，其用又不存，故肝之气得以彻上彻下，全运于东方，其为用也大矣。曰：然则心之用何在耶？曰：心之外有包络，包络之外曰膻中。心者，君主之官，膻中者，臣使之官，是膻中为心之用也。曰：心之神明，其用何在耶？曰：神明之用，无方无体，难言也。《道经》云：太玄无边际，妙哉！《大洞经》曰太玄，曰无边际，曰妙哉，形容殆尽矣。禅机云：赤肉团上，有一无位真人。旨哉斯言！惟无位乃称真人，设有位则仍为赤肉团矣。欲窥其倪，惟在感而遂通之界。先生曰：吾浅言之。人能常存敬畏，便可识神明之所起。曰：此尧兢舜业，而为允执者也。昌多言反晦。先生一言逗出，诚为布鼓过雷门矣，因并记之。

胡卣臣先生曰：每与嘉言接谈，如见刘颖川兄弟，使人神思清发。或体气偶有未佳，则陈琳一檄，枚氏《七发》，少陵五言诗，辋川几重图，无不备矣！观此论至明至正，至精至微，媿无马迁笔，为作仓公传也。

论顾鸣仲痞块痼疾根源及治法

顾鸣仲有腹疾近三十年，朝宽暮急，每一大发，腹胀十余日方减。食湿面及房劳，其应如响，腹左隐隐微高，鼓呼吸触之，汩汩有声。以痞块法治之，内攻外贴，究莫能疗。余为悬内炤之鉴，先与明之，后乃治之。人身五积六聚之症，心肝脾肺肾之邪，结于腹之上下左右，及当脐之中者，皆高如覆盂者也。胆、胃、大小肠、膀胱、命门之邪，各结于其本位，不甚形见者也。此症乃肾藏之阴气，聚于膀胱之阳经，有似于痞块耳。何以知之？肾有两窍，左肾之窍，从前通膀胱，右肾之窍，从后通命门。邪结于腹之左畔，即左肾与膀胱为之主也。六腑惟胆无输泻，其五腑受五脏浊气传入，不能久留，即为输泻者也。今肾邪传于膀胱，膀胱溺其输泻之职，旧邪未行，新邪踵至，势必以渐透入膜原，如革囊裹物者然。经曰：膀胱者，州都之官，津液藏焉，气化则能出矣。然则肾气久聚不出，岂非膀胱之失其运化乎！夫人一围之腹，大小肠、膀胱俱居其中，而胞又居膀胱之中，惟其不久留输泻，是以宽乎若有余地。今肾之气，不自收摄，悉输膀胱，膀胱之气蓄而不泻，有同胆腑之清净无为，其能理乎！宜其胀也，有与生俱焉者矣！经曰：肾病者善胀。尻以代踵，脊以代头。倘膀胱能司其输泻，何致若此之极耶！又曰：巨阳引精者三日。太阳膀胱经，吸引精气者，其胀止于三日。此之为胀，且数十年之久，其吸引之权安在哉！治法补肾水而致充足，则精气深藏，而膀胱之胀自消。补膀胱而令气旺，则肾邪不蓄，而输化之机自裕。所以然者，以肾不补不能藏，膀胱不补不能泻。然补肾易而补膀胱则难。以本草诸药，多泻少补也。经于膀胱之予不足者，断以死期，后人莫解其故。吾试揣之，岂非以膀胱愈不足则愈胀，胀极势必逆传于肾；肾胀极，势必逆传于小肠；小肠胀极，势必逆传于脾，乃至通身之气，散漫而无统耶？医者于未传之先，蚤见而预图之，能事殚矣！

胡卣臣先生曰：言腹中事，如张炬而游洞天，愈深愈朗。

袁聚东痞块危症治验

袁聚东年二十岁，生痞块，卧床数月，无医不投。日进化坚削痞之药，渐至毛瘁肉脱，面黧发卷，殆无生理。买舟载往郡中就医，因虑不能生还而止。然尚医巫日费。余至则家计已罄，姑请一诊，以决生死远近耳，无他望也。余诊时，先视其块，自少腹至脐旁，分为三岐，皆坚硬如石，以手拊之，痛不可忍。其脉止两尺洪盛，余具微细。谓曰：是病由见块医块，不究其源而误治也。初起时块必不坚，以峻猛之药攻，至真气内乱，转护邪气为害，如人厮打，扭结一团，旁无解散，故迸紧不放，其实全是空气聚成。非如女子冲任血海之地，其月经凝而不行，即成血块之比。观两尺脉洪盛，明明是少阴肾经之气，传于膀胱。膀胱之气，本可传于前后二便而出，误以破血之药，兼破其气，其气遂不能转运，而结为石块。以手摩触则愈痛，情状大露。若是血块得手[1]，则何痛之有？此病本一剂可瘳，但数月误治，从上而下，无病之地，亦先受伤。姑用补中药一剂，以通中下之气，然后用大剂药，内收肾气，外散膀胱之气，以解其相厮相结，约计三剂，可痊愈也。于是先以理中汤，少加附子五分，服一剂，块已减十之三。再用桂、附药一大剂，腹中气响甚喧，顷之三块一时顿没。戚友共骇为神。再服一剂，果然全愈。调摄月余，肌肉复生，面转明润，堆云之发，才剩数茎而已。每遇天气阴寒，必用重裀厚被盖覆，不敢起身。余谓病根尚在，盖以肾气之收藏未固，膀胱之气化未旺，兼之年少新婚，倘犯房室，其块复作，仍为后日之累。更用补肾药，加入桂、附，而多用河车为丸，取其以胞补胞，而助膀胱之化源也。服之竟不畏寒，腰围亦大，而体加充盛。年余又得子。感前恩而思建祠肖象以报，以连直岁凶，姑尸祝于家庭焉。亦厚之道矣！

胡卣臣先生曰：辨症十分明彻，故未用药，先早知

---

〔1〕 得手：光绪本作“得下”，可参。

其效效矣！又早善其后，得心应手之妙，一一传之纸上，大有可观。

论杨季蘅风发之症并答门人四问

季蘅翁禀丰躯伟，望七之龄，神采不衰，近得半身不遂之证，已二年矣。病发左半，口往右喎，昏厥遗溺，初服参、术颇当，为黠医簧以左半属血，不宜补气之说，几致大坏。云间施笠泽以参、附疗之，稍得向安。然概从温补，未尽病情也。诊得脉体，软滑中时带劲疾，盖痰与风杂合之证。痰为主，风为标也。又热与寒杂合之症，热为主，寒为标也。平时手冷如冰[1]，故痰动易至于厥。然厥已复苏，苏已呕去其痰，眠食自若。虽冬月亦能耐寒，无取重裀复絮，可知寒为外显之假寒，而热为内蕴之真热。既有内蕴之热，自蒸脾湿为痰，久久阻塞窍隧，而卫气不周，外风易入，加以房帏不节，精气内虚，与风相召，是以杂合而成是症耳。及今大理右半脾胃之气，以运出左半之热痰虚风，此其间有微细曲折，非只温补一端所能尽者，何也？治杂合之病，必须用杂合之药，而随时令以尽无穷之变。即如冬月严寒用事，身内之热，为外寒所束，不得从皮肤外泄，势必深入筋骨为害矣。故用姜、附以暂彻外寒，而

[1] 冰：原本作“水”，据光绪本改。

内热反得宣泄。若时令之热，与内蕴之热相合，复助以姜、附，三热交煽，有灼筋腐肉而已。孰是用药之权衡，可以一端尽耶？或者曰：左半风废，而察脉辨症，指为兼痰兼热似矣。痰者脾湿所生，寄居右畔，是则先宜中右，而何以反中左耶？既已中左，明系左半受病，而何以反治右耶？不知此正病机之最要者。但为丹溪等方书说，病在左血多，病在右气多，教人如此认症，因而起后人之执着，至《内经》则无此说也。《内经》但言左右者，阴阳之道路。夫左右既为阴阳往还之道路，何常可偏执哉！况左半虽血为主，非气以统之则不流；右半虽气为主，非血以丽之则易散。故肝胆居左，其气常行于右，脾胃居右，其气常行于左，往来灌注，是以生生不息也。肝木主风，脾湿为痰。风与痰之中人，原不分于左右。但翁恃其体之健，过损精血，是以八八天癸已尽之后，左半先亏，而右半饮食所生之痰，与皮毛所入之风，以渐积于空虚之府，而骤发始觉耳。风脉劲疾，痰脉软滑，惟劲疾故病则大筋短缩，即舌筋亦短而蹇于言。小筋驰长，故从左而喎于右。从左喎右，即可知左畔之小筋，驰而不张也。若左筋之张，则左喎矣。凡治一偏之病，法宜从阴引阳，从阳引阴，从左引右，从右引左。盍观树木之偏枯者，将溉其枯者乎？抑溉其未枯者使荣茂，而因以条畅其枯者乎？治法以参、术为君臣，以附子、干姜为佐使，寒月可恃无恐。以参、术为君臣，以羚羊角、柴胡、知母、石膏为佐使，而春夏秋三时，可无热病之累。然宜刺手足四末，以泄荣血而通气，恐热痰虚风，久而成痨也。

门人问曰：经文左右者，阴阳之道路，注解以运气之司天在泉，而有左间右间为训，遂令观者茫然。今先生贴以往还二字，与太极动而生阳，静而生阴，天地生成之数，春秋自然之运，适相符契矣。但不知往于何始，还于何终，可得闻乎？答曰：微哉，问也！天地之道，春气始于左，而终于右；秋气始于右，而终于左；夏气始于上，而终于下；冬气始于下，而终于上。人身亦然。经云：欲知其始，先建其母。母者五脏相乘之母也。又曰：五脏以生克而互乘，如右之肺金，往左而生肾水，克肝木；左之心火，往右而生脾土，克肺金之类。其往还交织无端。然始于金者，生则终于土，克则终于火；始于火者，生则终于木，克则终于水，此则交织中之次第也。推之十二经，始子时注少阳胆，丑时注厥阴肝之类，亦交织中之次第也。诚建其母推其类，而始终大略睹矣。

又问曰：病机之左右上下，其往还亦有次第乎！答曰：病机往还之次第，不过顺传、逆传两端。顺传者传其所生，乃天地自然之运。如春传夏、夏传长夏，长夏传秋，秋传冬，冬复传春，原不为病，既病亦轻可。逆传者，传其所克，病轻者重，重者死矣！如春传长夏，长夏传冬，冬传夏，夏传秋，秋传春，非天地自然之运，故为病也。曰：经言间传者生，七传者死。则间传为顺传，七传为逆传无疑。曰：非也。注《难经》者，言间传是顺行，隔一位而传，误认病机但从右旋左，不从左旋右，皆由不知左右往还之理，而以讹传讹。试讦以肾水间一位传心火，为逆传之贼邪，则无可置喙矣。故间传七传，俱于逆传中分生死耳。间传者，心病当逆传肺，乃不传肺，而传肺所逆传之肝；肺病当逆传肝，乃不传肝，而传肝所逆传之脾。推之肝病脾病肾病皆然。此则脏腑不受克贼，故可生也。七传者，前六传已逆周五脏，第七传重复逆行，如心脏初受病，二传于肺，则肺脏伤。三传于肝，则肝脏伤。四传脾，五传肾，六传仍归于心，至七传再入于肺，则肺已先伤，重受贼邪，气绝不支矣！所谓一脏不两伤，是以死也。不比伤寒传经之邪，经尽再传，反无害也。《针经》云：善针者以左治右，以右治左。夫人身之穴，左右同也，乃必互换为治，推之上下，莫不皆然，于往还之机，益明矣！

又问曰：半身不遂之病，原有左右之分，岂左右分属之后，病遂一往不返乎？而治之迄无成效者，何也？答曰：风与痰之中人，各随所造，初无定体。病成之后，亦非一往不返也。盖有往有复者，天运人事病机，无不皆然。如风者四时八方之气，从鼻而入，乃天之气也；痰者五谷百物之味，从口而入，脾胃之湿所结，乃地之气也。势本相辽，亦常相兼，全似内伤之与外感，每夹杂而易炫，故风胜者先治其风，痰胜者先治其痰，相等则治风兼治痰。此定法也。《内经》云：风之中人也，先从皮毛而入，次传肌肉，次传筋脉，次传骨髓。故善治者，先治皮毛，其次治肌肉。由此观之，乃从右而渐入于左也。皮毛者，右肺主之；肌肉者，右胃主之；筋脉者，左肝主之；骨髓者，左肾主之。从外入者转入转深，故治皮毛、治肌肉，不使其深入也。又曰：湿之中人也，先从足始，此则自下而之上，无分于左右者也。但内风素胜之人，偏与外风相召；内湿素胜之人，偏与外湿相召。内风之人，大块之噫气未动，而身已先惕；内湿之人，室中之础磉未润，而体已先重。是以治病必从其类也。从外入者，以渐而驱之于外，从下上者，以渐而驱之于下。若任其一往不返，安贵其为治乎！

又问曰：从外入者，驱而之外；从下上者，驱而之下，骤闻令人爽然，不识古法亦有合欤？答曰：此正古人已试之法，但未挈出，则不知作者之意耳。如治风用大小续命汤，方中桂、附、苓、术、麻、防等药，表里庞杂，令人见为难用。不知用附、桂者，驱在里之邪也；用苓、术者，驱在中之邪也；而用麻、防等表药独多者，正欲使内邪从外而出也。至于病久体虚，风入已深，又有一气微汗之法，一旬微利之法，平调半月十日，又微微驱散，古人原有规则也。至于治痰之规则，不见于方书。如在上者，用瓜蒂散、栀豉汤等方；在左者，用龙荟丸；在右者，用滚痰丸，以及虚人用竹沥达痰丸。沉寒锢冷用三建汤之类，全无奥义。岂得心应手之妙，未可传之纸上耶！吾今为子辈传之。盖五味入口，而藏于胃。胃为水谷之海，五脏六腑之总司。人之饮食太过，而结为痰涎者，每随脾之健运，而渗灌于经隧，其间往返之机，如海潮然，脾气行则潮去，脾气止则潮回。所以治沉锢之法，但取辛热，微动寒凝，已后止而不用，恐痰得热而妄行，为害不浅也。不但痰得热而妄行，即脾得热而亦过动不息，如潮之有去无回，其痰病之决裂，可胜道哉！从来服峻补之药者，深夜亦欲得食，人皆不知其故，反以能食为庆，曾不思爱惜脾气，令其昼运夜息，乃可有常。况人身之痰，既由胃以流于经隧，则经隧之痰，亦必返之于胃，然后可从口而上越，从肠而下达，此惟脾气静息之时，其痰可返。故凡有痰症者，早食午食而外，但宜休养。脾气不动，使经隧之痰，得以返之于胃，而从胃之气上下，不从脾之气四迄，乃为善也。试观人痰病轻者，夜间安卧，次早即能呕出泄出。痰病重者，昏迷复醒，反能呕出泄出者，岂非未曾得食，脾气静息，而予痰以出路耶？世之喜用热药峻攻者，能知此乎？噫！天下之服辛热，而转能夜食者多矣，肯因俚言而三思否？

胡卣臣先生曰：知之深，故言之详。然皆根据《内经》，而非创说。又自有神悟，而非袭说。予向者极叹服王宇泰、缪仲醇，直是齐人知管晏耳。

治叶茂卿小男奇症效验并详诲门人

叶茂卿乃郎，出痘未大成浆，其壳甚薄，两月后尚有着肉不脱者。一夕腹痛，大叫而绝。余取梨汁入温汤灌之，少苏。顷腹痛绝，灌之复苏。遂以黄芩二两煎汤，和梨汁与服，痛止。令制膏子药频服，不听。其后忽肚大无伦，一夕痛叫，小肠突出脐外五寸，交纽各二寸半，如竹节壶顶状，茎物绞折长八九寸，明亮如灯笼，外症从来不经闻见，余以知之素审，仍为治之。以黄芩、阿胶二味，日进十余剂，三日后始得小水，五日后水道清利，脐收肿缩而愈。门人骇而问曰：此等治法，顽钝一毫莫解。乞明示用药大意。答曰：夫人一身之气，全关于肺。肺清则气行，肺浊则气壅。肺主皮毛，痘不成浆，肺热而津不行也。壳着于肉，名曰甲错。甲错者多生肺痈。痈者壅也，岂非肺气壅而然与？腹痛叫绝者，壅之甚也。壅甚则并水道亦闭，是以其气横行于脐中，而小肠且为突出。至于外肾弛长，尤其剩其矣！吾用黄芩、阿胶清肺之热，润肺之燥，治其源也。气行而壅自通，源清斯流清矣。缘病已极中之极，惟单味多用，可以下行取效，故立方甚平，而奏功甚捷耳。试以格物之学，为子广之。凡禽畜之类，有肺者有尿，无肺者无尿。故水道不利而成肿满，以清肺为急。此义前人阐发不到，后之以五苓、五皮、八正等方治水者，总之未悟此旨。至于车水放塘，种种劫夺膀胱之剂，则杀人之事矣，可不辨之于蚤欤！

赵我完孝廉次郎，秋月肺气不能下行，两足肿溃，而小水全无，脐中之痛，不可名状，以手揉左，则痛攻于右，揉右则痛攻于左。当脐操熨，则满脐俱痛，叫喊不绝。利水之药，服数十剂不效。用敷脐法，及单服琥珀末至两许，亦不效。昌见时弥留已极，无可救药矣。伤哉！

胡卣臣先生曰：凡求同理者，必不求同俗。嘉言之韬光刹采，宁甘讪谤，曾不令人窥识者，无意求之而得，闻之而有不心折者耶！

议沈若兹乃郎肠澼危症并治验

沈若兹乃郎，因痘后食物不节，病泻。泻久脾虚，病疟。遂尔腹痛胀大，三年来服消导药无算，腹胀及泻利总不愈。去岁迎医，服参苓白术稍效，医去仍复如故。病本腹胀，更兼肠癖。肠癖者，大肠之气，空洞易走，胃中传下之物，总不停蓄，澼出无度，腥水不臭，十中五死、五生之症也。今则病势转深，又加四逆矣：暮热朝凉，一逆也；大渴引汤救急，二逆也；气喘不能仰睡，三逆也；多汗烦躁不宁，四逆也。无病人腹中之气，运转收摄，是以身体轻快，大便省约。今为久泻，遂至气散不收。腹之胀，肠之鸣，便出之不自知，皆此故也。气既散而不收，又服行气利水之药，不愈增其散乎！无病人身中营卫，两无偏胜，故阳胜则发热，阴胜则恶寒。病疟之时，寒热交作，犹是阴阳互战，迨泻久亡阴，整夜发热，一线之阴，为阳所乘，求其相战，不可得矣！内水亏竭，燎原之火自焚，不得不引外水以济急。然有形之水，不足以制无形之火，徒增胀泻，而重伤其阴气耳！医不清其源，以香燥之药，助火劫阴。加官桂、肉豆蔻等类，用之误矣。夫男子气海在于脐下，乃元气之舍，性命之根也。久泻则真气亦散，势必上干清道，而不下行，鼻中鼾鼾有声，不能仰卧，是其征也。夫此已散之气，必不能复归其处，但冀未散之气，不致尽散则可耳。屡服木香、槟榔、苏子、腹皮、厚朴等降气之药，尤误之误也。至于汗出烦躁，则阴气虚尽，孤阳亦不能久留之兆也。总如岁运，有温热无寒凉，有生长无收藏，人物其免夭扎疵疠乎？于此而图旋转之功，亦难之难矣！

若兹见案，转托戚友，强恳用药，因以清燥润肺为主，阿胶、地黄、门冬等类同蜜熬膏三斤，渠男三年为药所苦，得此甘味，称为糖也。日争十余次服之，半月药尽，遂至大效。身凉气平，不渴、不烦、不泻，诸症俱退，另制理脾药末善后，全愈。

胡卣臣先生曰：久泻而用润药，与症相反，而究竟相宜。议病时先辟三种治法之误，已隐隐见大意矣。与吴吉长乃室治验参看自明。

辨治杨季登二女奇症奇验

杨季登二女，俱及笄将字。长女病经闭年余，发热食少，肌削多汗，而成痨怯。医见汗多，误为虚也，投以参、术，其血愈锢。余诊时见汗出如蒸笼气水，谓曰此症可疗处，全在有汗。盖经血内闭，止有从皮毛间透出一路，以汗亦血也。设无汗而血不流，则皮毛干枯而死矣。宜用极苦之药，以敛其血入内，而下通于冲脉，则热退经行，而汗自止，非补药所能效也，于是以龙荟丸日进三次。月余忽觉经血略至，汗热稍轻，姑减前丸，只日进一次。又一月，经血大至，淋漓五日，而诸病全瘳矣。第二女亦病多汗，食减肌削。诊时手间筋掣肉颤，身倦气怯。余曰：此大惊大虚之候，宜从温补者也。遂于补剂中多加茯神、枣仁，投十余剂，全不对病。余为徘徊治法，因自计曰：非外感也，非内伤也，非杂症也，虚汗振掉不宁，能受补药，而病无增减，且闺中处子，素无家难，其神情浑似丧败之余，此曷故耶？忽而悟曰：此必邪祟之病也。何为其父不言，甚有可疑。往诊问其面色，曰：时赤时黄。余曰：此症确有邪祟，附入脏腑；吾有神药可以驱之。季登才曰：此女每晚睡去，口流白沫，战栗而绝，以姜汤灌至良久方苏，挑灯侍寝防之，亦不能止。因见所用安神药甚当，兼恐婿家传闻，故不敢明告也。余曰：何不蚤言？吾一剂可愈。乃以犀角、羚羊角、龙齿、虎威骨、牡蛎粉、鹿角霜、人参、黄芪等药合末，令以羊肉半斤，煎取浓汁三盏，尽调其末，一次服之。果得安寝，竟不再发。相传以为神异。余盖以祟附于身，与人之神气交持，亦逼处不安，无隙可出，故用诸多灵物之遗形，引以羊肉之膻，俾邪祟转附骨角，移从大便而出，仿上古遗精变气祝由遗事，而充其义耳。吾乡熊仲纾先生幼男去疾，髫龄患一奇症，食饮如常，但脉细神呆，气夺色夭。仲翁曰：此何病也？余曰：病名淹牒，《左传》所谓近女室晦，即是此病。彼因近女，又遭室晦，故不可为。令郎受室晦之邪，而未近女，是可为也。即前方少加牛黄丸，服旬日而安，今壬午去疾，已举孝廉矣。

胡卣臣先生曰：辨证用药，通于神明，究莫测其涯涘！

直叙顾諟明二郎三郎布痘为宵小所误

顾諟明公郎种痘，即请往看。其痘苗淡红磊落，中含水色，明润可爱，且颗粒稀疏，如晨星之丽天。门下医者，先已夸为状元痘，昌未知也。踌躇良久，明告曰：此痘热尚未退，头重颈软，神躁心烦，便泄青白，全是一团时气外感，兼带内虚，若用痘门通套药，必危之道也。諟明毫不动念。适值二尹请同挨户查赈饥民，出街亲董其事。余忙造其契戚家，谓曰：我观諟明公郎在家布痘，而精神全用于赈饥，虽仁人长者之事，然此等处，他人可代，乃自任不辞。明明言之，绝不回顾，此必有医者夸美献谀，而信之笃耳。不然岂有倒行逆施之理哉！此痘必得一二剂药，先退其外感，则痘不治自痊。若迟二三日，缓无及矣。相烦速往朝阳门内外追寻，直述鄙意。其戚闻言即往。余亦回寓修书投之。其辞激切，不避嫌疑。傍晚一仆人携回书至，掷于几上，忿忿而去。余以为提明之见责也，拆[1]视则云尊翁大人，必欲得方，始肯服药。余即定一方，并详论方中大意，令僮辈赍送。僮辈窃谓余之不智也。一日三四次奔走大人之门，是自忘其耻辱矣。吁嗟！余岂不自爱，但当群小蒙蔽时，尚得一拨立转，所全颇钜。于是亲送其方至门，则内户已扃，阍人收之，次早送进。余暗地独行，行返六里，以图心安。次日再托其戚，促之进药，则云既是状元痘，何必服药耶！此后即欲一造其庭，末由矣！吁嗟！朝庭之上，任者议者，不妨互用。使余得与其侧，此儿即不服药，亦必无死法。盖感症在身，而以虾鱼鸡笋发痘之物杂投，误上加误，适所以促其亡耳。才至六日而坏，正应感症坏期。若痘出既美，即有意外变症，亦在半月一月矣。越二日，三公郎即发热布痘，仍夹时气外感，仍用前医，仍六日而坏。旬日间两儿为一医所杀。提明引为己辜，设局施药于城隍庙。余偶见之，蹙然曰：盛

[1] 拆：原本作“柝”，光绪本作“折”。今据文义改。

德之人，恐惧修省，皇天明神，岂无嘿庇。然赏善自应罚恶，而杀儿之医，宁无速夺其算耶！一夕此医暴亡，余深为悚惕。然尚有未畅者，左右之宵人，未蒙显诛也。

胡卣臣先生曰：谗谄蔽明，邪曲害正，今古一辙，而幽愤所至，真足以动鬼神之吉凶。

论刘筠枝长郎失血之症

筠翁长郎病失血，岁二三发。其后所出渐多，咳嗽发热，食减肌削，屡至小康，不以为意。夏秋间偶发寒热如疟状，每夜达曙，微汗始解。嗣后寒热稍减，病转下利。医谓其虚也，进以参、术，胸膈迷闷，喉音窒塞，服茯苓、山药，预收红铅末，下黑血块数升，胸喉顿舒，面容亦转。筠翁神之，以为得竹破竹补之法也。加用桂、附二剂，于是下利一昼夜十数行，饮食难入，神识不清，病增沉剧。仆诊其脾脉大而空，肾脉小而乱，肺脉沉而伏。筠翁自谓知医，令仆疏方，并问此为何症？仆曰：此症患在亡阴，况所用峻热之药，如权臣悍帅，不至犯上无等不已。行期在立冬后三日。以今计之，不过信宿，无以方为也。何以言之？经云：暴病非阳，久病非阴，则数年失血，其为阳盛阴虚无疑。况食减而血不生，渐至肌削而血日槁。虚者益虚，盛者益盛，势必阴火大炽，上炎而伤肺金，咳嗽生痰，清肃下行之令尽壅。由是肾水无母气以生，不足以荫养百骸，柴栅瘦损。每申酉时洒淅恶寒，转而热至天明，微汗始退。正如夏日炎蒸，非雨不解。身中之象，明明有春夏无秋冬。用药方法，不亟使金寒水冷，以杀其势，一往不返矣！乃因下利误用参术补剂，不知肺热已极，止有从皮毛透出一路。今补而不宜[1]，势必移于大肠，所谓肺热移于大肠，传为肠澼者是也。至用红铅末下黑血者，盖阳分之血，随清气行者，久已呕出。其阴分之血，随浊气行至胸中，为膜原所蔽，久瘀膈间者，得经水阴分下出之血，引之而走下窍，声应气求之妙也。久积顿宽，面色稍转，言笑稍适者，得其下之之力，非得其补之之力也。乃平日预蓄此药，必为方士所惑。见为真阳大药，遂放胆加用。桂、附燥热，以尽劫其阴，惜此时未得止之。今则两尺脉乱，火燔而泉竭。脾胃脉浮，下多阴亡，阳无所附，肺脉沉伏，金气缩敛不行。神识不清，而魄已先丧矣。昔医云：乱世溷浊，有同火化。夫以火济火，董曹乘权用事，汉数焉得不终耶！

胡卣臣先生曰：论症论药，俱从卓识中流出，大有关系之作。

论钱小鲁嗜酒积热之症

钱小鲁奕秋之徒也，兼善饮，每奕必饮，饮必醉，

---

〔1〕宜：光绪本作“宣”，可参。

岁无虚日。辛巳秋，浩饮晚归，呕吐、寒热兼作，骨节烦疼，医以时行感冒表散药治之，不愈。更医知为酒毒，于寒凉药中用热药为乡导，治之亦不愈。卧床二十余日，始请余诊。其脉洪大促急，身耎着席不能动展，左腿痛如刀刺，鼻煤，从病起至是总未大便，此痈疽之候也。归语两门人，王生欣然有得，曰：迄今燥金司令，酒客素伤湿热，至此而发。金盛则木衰，是以筋骨疼痛，而不能起于床。脏燥则腑亦燥，是以津液干枯，而大肠失其润，以清金润燥治之可矣。吴生曰：不然，酒毒大发，肠胃如焚，能俟掘井取水乎？是必以大下为急也。余曰：下法果胜，但酒客胃气，素为多呕所伤，药入胃中，必致上涌，不能下达，即敷脐导肠等法，无所用之。掘井固难，开渠亦不易，奈何奈何？吾为子辈更开一窦。夫酒者清洌之物，不随浊秽下行，惟喜渗入者也。渗入之区，先从胃入胆，胆为清净之府，同气相求故也。然胆之摄受无几，其次从胃入肠，膀胱渗之，化溺为独多焉。迨至化溺，则所存者酒之余质，其烈性实惟胆独当之。每见善饮者，必浅斟缓酌，以俟腹中之渗，若连飞数觥，有倾囊而出耳。是以酒至半酣，虽懦夫有挥拳骂座之胆；虽寠人有千金一掷之胆；虽狷士有钻穴逾垣之胆；甚至凶徒有抚剑杀人之胆以及放浪形骸之流，且有一饮数斛，不顾余生之胆。以小鲁之赤贫，而胆不丧落者，夫非借资于酒乎！其受病实有较他人不同者。盖胆之腑，原无输泻。胆之热，他人可移于脑，浊涕从鼻窍源源而出，亦少杀其势。若小鲁则阳分之阳过旺，阳分之阴甚衰，发鬓全无，直似南方不毛之地，热也极矣，肯受胆之移热乎？幸其头间多汗，脑热暗泄，不为大患。乃胆热既无可宣，又继以酒之热，时之燥，热淫内炽。脉见促急，几何不致极惫耶！故胆之热汁满而溢出于外，以渐渗于经络，则身目皆黄，为酒瘅之病，以其渗而出也。可转驱而纳诸膀胱，从溺道而消也。今独攻环跳之穴，则在胆之本属无可驱矣。且其步履素为此穴所苦，受伤已久，气离血散，热邪弥满留连，服药纵多，有拒而不纳耳，何能取效！即欲针之，此久伤之穴，有难于抉泻者。设遇良工如古人辈，将何法以处此乎？吾更有虑焉。有身以后，全赖谷气充养。谷气即元气也。谷入素少之人，又即借酒为元气。今以病而废饮，何所恃为久世之资耶！吾谛思一法，先搐脑中黄水出鼻，次针胆穴之络脑间者数处，务期胆中之热移从脑鼻而出。庶乎环跳穴中，结邪渐运，而肠胃之枯槁渐回，然后以泻胆热之药入酒中，每日仍痛饮一醉，饮法同而酒性异，始得阴行而妙其用。盖以其生平之偏，造为坚垒，必借酒转为乡导，乃克有济也。岂清金润燥与下夺之法，能了其局乎！两生踊跃曰：蒙诲治法，令人心地开朗，请笔之以志一堂授受之快。录此付渠子，令送商顾幼疏孝廉求救，小鲁竟阻之。或以余言为不然耶。

胡卣臣先生曰：先写全神，后论治法，大是奇观。

面论李继江痰病奇症

李继江三二年来，尝苦咳嗽生痰，胸膈不宽。今夏秋间卧床不起，濒亡者再。其人以白手致素封，因无子自危，将家事分拨，安心服死。忽觉稍安，亦心死则身康之一征也。未几仍与家事，其病复作。然时作时止，疑为不死之病也。闻余善议病，托戚友领之就诊。见其两颐旁，有小小垒块数十高出，即已识其病之所在。因讦之曰：尔为何病？曰：咳嗽。曰：嗽中情状，试详述之。曰：内中之事，愚者弗知，是以求明耳！余为哂曰：尔寒暑饥渴，悉不自知耶！观尔脉盛筋强，必多好色，而喜任奔走，本病宜发痈疽，所以得免者，以未享膏梁之奉。且火才一动，便从精孔泄出耳。然虽不病痈，而病之所造，今更深矣。尔胸背肩髃间巉岩如乱石插天，栉比如新笋出土，嵚[1]空如蜂莲之房，芒锐如棘栗之刺，每当火动气升，痰壅紧逼之时，百苦交煎，求生不生，求死不死，比桁杨之罪人十倍过之，尚不自知耶！渠变容顿足而泣曰：果实如此，但吾说不出，亦无人说到耳。昔年背生痈疖，幸未至大害。然自疖愈，咳嗽至今，想因误治所成，亦未可知。余曰：不然。由尔好色作劳，气不归元，腾空而上，入于肝肺散叶空隙

[1] 嵚：光绪本作“嵌”。

之间，膜原之内者，日续一日，久久渐成熟路，只俟肾气一动，千军万马，乘机一时奔辏，有入无出，如潮不返。海潮兼天涌至，倘后潮不熄，则前古今冤于此病者，不知其几。但尔体坚堪耐，是以病至太甚，尚自无患，不然者久已打破昆仑关矣。尔宜归家休心息神，如同死去，俾火不妄动，则痰气不为助虐，而胸背之坚垒，始有隙可入。吾急备药，为尔覆巢捣穴，可得痊也。渠骇然以为遇仙，托主僧请以五金购药，十金为寿〔1〕而去。次日复思病未即死，且往乡征租，旬日襄事，购药未迟。至则因劳陡发，暴不可言，痰出如泉，声响如锯，面大舌胀，喉哽目突，二日而卒于乡，真所谓打破昆仑关也。其人遇而不遇，亦顾家不顾身之炯戒矣。治法详阴病论。

胡卣臣先生曰：论病从外灼内，因流识源，精凿全非影响。

吴添官乃母厥巅疾及自病真火脱出治验

吴添官生母，时多暴怒，以至经行复止。入秋以来，渐觉气逆上厥，如畏舟船之状，动辄晕去，久久卧于床中，时若天翻地复，不能强起，百般医治不效。因用人参三五分，略宁片刻。最后服至五钱一剂，日费数

〔1〕寿：光绪本作“酬”，可参。

金，意图旦夕苟安，以视稚子。究竟家产尽费，病转凶危。大热引饮，脑间有如刀劈，食少泻多，已治木无他望矣。闻余返娄，延诊过，许以可救，因委命以听焉。余以怒甚则血菀于上，而气不返于下者，名曰厥巅疾。厥者，逆也，巅者，高也。气与血俱逆于高巅，故动辄眩晕也。又以上盛下虚者，过在少阳。少阳者，足少阳胆也。胆之穴皆络于脑，郁怒之火，上攻于脑，得补而炽，其痛如劈，同为厥巅之疾也。风火相煽，故振摇而热蒸。木土相凌，故艰食而多泻也。于是会《内经》铁落镇坠之意，以代赭石、龙胆草、芦荟、黄连之属，降其上逆之气；以蜀漆、丹皮、赤芍之属，行其上菀之血；以牡蛎、龙骨、五味之属，敛其浮游之神。最要在每剂药中，生入猪胆汁二枚。盖以少阳热炽，胆汁必干。亟以同类之物济之，资其持危扶颠之用。病者药一入口，便若神返其舍，忘其苦口，连进十数剂，服猪胆二十余枚，热退身凉，饮食有加，便泻自止，始能起床行动数步，然尚觉身轻如叶，不能久支。仆恐药味太苦，不宜多服，减去猪胆及芦龙等药，加入当归一钱，人参三分，姜枣为引，平调数日而全愈。母病愈，而添官即得腹痛之病，彻夜叫喊不绝，小水全无。以茱连汤加玄胡索投之始安。又因伤食复反，病至二十余日，肌肉瘦削，眼胞下陷，才得略宁。适遭家难，症变壮热，目红腮肿，全似外感有余之候。余知其为激动真火上焚，令服六味地黄加知柏三十余剂，其火始退。退后全身疮痍黄肿，腹中急欲得食，不能少耐片顷，整日哭烦。余为勉慰其母曰：旬日后腹稍充，气稍固，即不哭烦矣。服二冬膏而全瘳。此母子二人，皆极难辨治之症，竟得相保，不亦快哉！

胡卣臣先生曰：二病最多，此案深足嘉惠来学。

论体盛绝孕治法

一友继室夫人，身体肥盛，经候虽调，从未孕育。令仆定方而施转移化机之药，虽从古医书所未载，然可得言也。盖山之不可葬者五：童、断、过、石、独。纵有明师，无所施其剪裁。以故女子不可孕，如方书所志生禀之殊，非人工所能改移者，可不更论。若夫生禀不殊，但为形躯所累，而嗣孕终不乏者，古今来不知凡几。第夫妇之愚，天然凑合之妙，虽圣神有不能传者，所以方书缺焉未备耳！仆试言之：地之体本重厚，然得天气以苞举之，则生机不息。若重阴沍寒之区，夫日之光不显，则物生实罕。人之体中肌肉丰盛，乃血之荣旺，极为美事，但血旺易至气衰，久而弥觉其偏也。夫气与血，两相维附，何以偏衰偏旺耶？盖气为主，则血流；血为主，则气反不流。非真气之衰也，气不流有似于衰耳。所以一切补气之药，皆不可用；而耗气之药，反有可施。缘气得补则愈锢，不若耗之以助其流动之势，久而久之，血仍归其统握之中耳！湖阳公主，体肥受孕，然不能产也。进诸御医商之，得明者定一伤胎之方，服数十剂，而临产始得顺利，母子俱无灾害。盖肥满之躯，胎处其中，全无空隙，以故伤胎之药，止能耗其外之血肉，而不能耗其内之真元也。此用药之妙也。仆仿是意而制方，预为受胎之地，夫岂无术而杜撰乎！然而精诚之感，贯于金石，女之宜男者，先平其心，心和则气和，气和则易于流动充满也。其次在节食，仙府清肌，恒存辟谷。宫中细腰，得之忍饥。志壹动气，何事不成耶？而且为斋心积德，以神道之教，补药饵之不逮，有不天人叶应者乎！仆于合浦求珠，蓝田种玉之举，而乐道之。

胡卣臣先生曰：观此一论，不必问方，而已得其意之所存，破尽寻常窠臼矣。奇创奇创！

华太夫人饵术方论

天御孝廉太夫人，宿有胸膈气胀小恙，近臻勿药矣。孝廉膝下承欢，不以三公易一日者，今而后喜可知也。然以太夫人福体凝重，惟恐日增一日，转为暮年之累。欲仆订方，及早图之。仆不觉悚然而动于衷，曰：孝廉未尝习医，乃思治未病消未萌，何其深于医旨若是，以知子道之贯彻者，无微不入矣！经曰：阴精所奉者，其人寿。太夫人阴血有余，即年过百岁，而形不衰，此可不问而知者。然形盛须充之以气，而气者渐衰渐耗之物，必欲两得其平，所藉于药力不少耳。况气复有阴阳之别，身半以上阳主之，身半以下阴主之。阴气过盛而乘阳位，则胸膈胀闷不舒，所谓地气上为云者是也。云生而天地之寥阔，顷刻窒塞矣，故阴气不可盛也。阴气盛，势不得不用耗散之药。气日耗，则体日重，又不能兼理之术也。湖阳公主以体盛难产，御医为制枳壳、厚朴等耗气之药，名曰瘦胎散，亦以当其壮年耳。若夫年高气弱之时，而可堪其耗散乎！我仪图之。至人服天气而通神明，只此一语，足为太夫人用药之准矣。盖天食人以五气者也，地食人以五味者也。以地之味养阴，不若以天之气养阳。药力既久，天气运而不积，挈地气以周旋，所谓载华岳而不重者，大气举之之谓也。方用茅山苍术一味，取其气之雄烈，可驱阴邪而通天气。《本草》列之上品，《仙经》号为山精者，诚重之也。每岁修事五七斤，每早百沸汤吞下三钱，秋月止服二钱，另用天门冬一钱，煎汤吞下。初服一二月，微觉其燥，服至百日后，觉一日不可缺此矣。服之一年，身体轻健。服之三年，步履如飞。黑夜目中有光，可烛幽隐。所谓服天气而通神明者，其不诬如此。食物诸无所忌，但能稍远肥甘。白饭香蔬苦茗，种种清胜尤妙。饵术以后，身健无病，今服三十余斤矣！

胡卣臣先生曰：此成方也，用之通天气以苞举乎地，觉制方之人，未必办此。

陆子坚调摄方论

子坚玉[1]体清和，从来无病。迩因外感之余，益以饥饱内伤，遂至胸膈不快，胃中隐隐作痛，有时得食则已，有时得食反加。大便甚难，小水不畅。右关之脉，乍弦乍迟，不得调适，有似锢疾之象。用药得当，驱之无难。若岁久日增，后来必为大患。大意人身胃中之脉，从头而走于足者也，胃中之气，一从小肠而达于膀胱，一从小肠而达于大肠者也。夫下行之气，浊气也。以失调之故，而令浊气乱于胸中，干其清道，因是窒塞不舒。其始本于病时，胃中津液，为邪火所烁，至令津液未充，火势内蕴，易于上燎，所以得食以压其火则安。然邪火炽，则正气消。苦食饮稍过，则气不能运转其食，而痛亦增，是火不除则气不复，气不复则胃中清浊混乱，不肯下行，而痛终不免也。病属胃之下脘，而所以然之故，全在胃之中脘。盖中者，上下四旁之枢机。中脘之气旺盛有余，必驱下脘之气，入于大小肠，从前后二阴而出，惟其不足，所以反受下脘之浊气而挠指也。夫至人之息以踵，呼之于根，吸之于蒂者也。以浊气上干之故，究竟吸入之气，艰于归根。且以痛之故，而令周身之气，凝滞不行，亦非细故也。为订降火

〔1〕玉：光绪本作“五”。

生津下气止痛一方，以为常用之药。尚有进者，在先收摄肾气，不使外出，然后浊气之源清，而膀胱得吸引上中二焦之气以下行，想明哲知所务矣！

胡卣臣先生曰：言一病即知其处。既知其处矣，又知其上下正反之因，犹珠玉之光，积而成熠，非有意映重渊连赤极也。

与黄我兼世兄书

尊夫人惊痰堵塞窍隧，肝肺心包络间，无处不有，三部脉虚软无力，邪盛正衰，不易开散。有欲用涌剂稍吐十分之三，诚为快事。弟细筹之，此法殆不可行。盖涌法正[1]如兵家劫营之法，安危反掌，原属险道，况痰迷不过片晌耳！设以涌药投之，痰才一动，人即晕去，探之指不得入，咽之气不能下，药势与病势相扼，转至连日不苏，将若之何？无已。如丹溪所云，惧吐者宜消息下之乎！不知窍隧之痰，即导之下行，万不能导，徒伤脾气，痰愈窒塞，此法亦不可用也。为今之计，确以理脾为先。脾气者，人身健运之阳气，如天之有日也。阴凝四塞者，日失其所；痰迷不省者，脾失其权耳。理脾则如烈日当空，片云纤翳，能掩之乎？其次莫如清肺。肺为将帅之官，气清则严肃下行。气下行，

〔1〕 正：原作“政”，据光绪本改。

则痰之借为坚城固垒者，方示以瑕，而可用其攻击之力，所谓攻坚则瑕者亦坚，攻瑕则坚者亦瑕是也。今四末肿麻，气壅已甚，尤不可不亟亟矣。其理脾之法，须药饵与饮食相参，白饭、香蔬、苦茗，便为佳珍，不但滑腻当禁，即粥亦不宜食，以粥饮之结为痰饮易易耳！不但杂食当禁，即饭食亦宜少减，以脾气不用以消谷，转用之消痰，较药力万万耳！其辛辣酒脯，及煎煿日爆之物，俱能伤肺，并不宜食。至于用药，弟自有节次矩矱，俟日渐轻安，来春方奏全最[1]也。缘此病人不识治，前贤亦未见高出手眼。弟思之累日，窃以为要领在是。所以必欲持久者，与金城方略同。意且先除协从，后歼巨魁，自势所不易捷得之事，惟台兄裁酌进教，毋谓小恙过矜，迂远不切。幸孔幸孔！

惊痰之来，始于肝胆。冬月木气归根，不敢攻治，故但以理脾药平调。必至春月木旺，才用四君子汤加龙胆草、芦荟、代赭石、黄连、青黛等药为丸，服之，痰迷之症，果获全瘳。此后不发。

胡卣臣先生曰：情形方略，指画无遗，古名将中求其人，不可多得也。

---

〔1〕最：光绪本作“愈”，可参。

辨黄鸿轩臂生痈疖之证并治验

黄鸿轩手背生痈疖，漫肿无头，痛极莫耐。外科医者，咸谓热毒所致。揆之平素，淡泊明志，宁静居心，绝无生热致毒之因，究莫识其所起也。尊公我兼，谓昌善议病，盍舍樽俎而一代庖人乎！昌曰：吾议此症，请先为致贺，后乃言之。疮疡之起，莫不有因。外因者，天行不正之时毒也，起居传染之秽毒也；内因者，醇酒厚味之热毒也，郁怒横决之火毒也。治火毒与治诸毒，原自天渊。盖火与元气，势不两立，以寒凉折之，则元气转漓矣，鸿轩于四者总无其因，不问知为胎毒之余也。凡人禀受天地之气，有清浊之不同，惟纯粹以精之体，其福泽寿算，俱不可限量。然从父母构精而有身，未免夹杂欲火于形骸，所赖者，惟在痘疮一举，暗将所藏欲火，运出躯外，复其粹精之恒体，如矿金相似，必经红炉锻炼，而渣滓与精莹，始分之为两。吾尝以此法观出痘者之眸子，七八日后，眼开之时，黑白分明者，精金也；赤筋红膜包裹者，混金也。至于瞳人模糊，神光不现，则全非金矣。鸿轩幼时出痘太多，元气不能充灌，又为杂症所妨，脏腑中之火毒虽尽，而躯壳间之留滞犹存，所以痘痈之发，必于手足之委中、曲池者，则以零星小毒，无处可容，而潜避于呼吸难到之处耳。今之痈疖，正当委中之穴，其为痘毒何疑！毒伏肘腋之下，原无所害，但粹金之体，微有夹杂，是亦宝鉴之纤尘，白璧之微颣也。日者太和元气，充满周身，将十五年前之余滓，尽欲化为脓血而出。他人见之为毒，吾蚤已卜其为兴者机矣。岂有畅于四肢，而不发于事业者哉！治法外用马齿苋熬膏，攻之速破；内用保元汤，托之尽出。仍以痘痈门药为治，即日自当痊愈，必不似疮毒之旷日持久。但不识症，而以治疮毒寒凉泻火诸药投之，适以增楚贻患耳。孰谓外科小恙，可无樽俎折冲之人耶！如法治之，溃出脓水甚多，果不用生肌长肉而自愈。

胡卣臣先生曰：以慧心辨症，竟出恒理，而降衷所以不齐，受衷所以相远之故，尽逗毫端。治火一法，矿金一喻，验目一诀，种种指示，俱足令人心开神爽。

论士大夫喜服种子壮阳热药之误

人生有性分之乐，有势分之乐，有形体健康之乐。性分之乐，四时皆春，万物同体。虽环堵萧然，而乐在也；虽五官弗备，而乐在也；虽夷狄患难，而乐亦在也。豁山风月，有我便是主人；木石禽鱼，相亲悉为好友。何取溺情枕席，肆志淫佚也哉！即造物小儿，无所施其播弄矣。至于势分之乐，与康健难老之乐，惟福厚者，始兼有之。盖得贵之与得寿，其源若有分合两途，少年苍朴不凋，此寿基也，而嫌其精采不露；髫龀机神流动，此贵征也，而嫌其浑敦太凿。此其间半予天，半予人，而后天奉若之功，不知费几许小心，然后可凝休而永命。故在得志以后，既知此身为上天托畀之身，自应葆精啬神，以答天眷。若乃女爱毕席，男欢毕输，竭身中之自有，而借资于药饵，责效于眉睫，至宵小无知之辈，得阴操其祸人之术，以冀捷获，虽前代之覆辙皆然，而今时为益烈矣！盖今者雍熙之象，变为繁促。世运已从火化，复以躁急之药济之，几何不丧亡接踵乎！此道惟岐黄言之甚悉，但仕宦家不肯细心究讨耳。其云：凡阴阳之道，阳密乃固，两者不和，如春无秋，如冬无夏，是故因而同之，是谓圣度。此段经文，被从前注解埋没，不知乃是明言圣人于男女之际，其交会之法度，不过使阳气秘密，乃得坚固不泄耳。然而阴阳贵相和，有春无秋，是无阴也；有冬无夏，是无阳也。所以圣人但调其偏，以归和同，允以交会之法度而已。夫圣人太和元气，生机自握。我观夫调琴弄瑟，考钟伐鼓，虽闺壶之性情克谐，而况于己身之血气；礼陶乐淑，仁渐义摩，虽民物之殷阜坐致，而况于一人之嗣胤。所以凡为广嗣之计者，其用药之准，但取纯王以召和，无取杂霸以兆戾也。而经文又云阴平阳秘四字，尤足互畅其义。盖阴得其平，而无过不及，然后阳得其秘，而不走泄也。此可见阳之秘密，乃圣神交会所首重。然欲阳之秘密，即不得不予其权于阴。正以阳根于阴，培阴所以培阳之基也。今人以峻烈之药，劫尽其阴，以为培阳。

益以房帏重耗，渐至髓消肉减，神昏气夺，毛瘁色夭，尚不知为药所误，可胜悼哉！向见一浙医宋姓者，在京师制成大颗弹丸，遍送仕宦，托名脐带、胎发，其实用炼过硫磺在内，服之令人阳道骤坚可喜，未几燥病百出。吾乡诸大老受其祸者，历历可指。近游鹿城，闻张鸿一孝廉，以进红铅伤脑，而日夜精流不止。盖脑为髓海，脑热而通身之髓尽奔，究竟热未除而髓先竭，骨痿艰[1]行矣。至娄过天如先生旧宅，见鼻中浊涕，凡落板壁者，深黄之色，透入木中，铲刷不除。询之，亦由服种子热药所致。后以伤风小恙，竟至不起。噫嘻！脑热已极，蒸涕为黄，出鼻之热，尚能透木，曾不省悟。至热极生风，尚治外而不治内也，复何言哉！吾乡刘石闾先生，服热药而病消渴，医者邓橘存，坚令服六味地黄汤千剂，果效，盖得于壮水之主，以制阳光之旨也。高邮袁体仁种子经验方，皆用阴阳两平之药，盖得于阴平阳秘之旨也。此老于医而审于药者，因并表之。又方士取黑铅之水，名为神水金丹以惑人。凡痰火之病，初得其下行之力，亦觉稍爽；而不知铅性至燥，转至劫阴，为害反大。又有用蒸脐之药，名彭祖接命之法者。夫脐为人之命根，以麝香、硫磺、附子等大热散气之药，加艾火而蒸灼，幸而不中真气，尚无大害。若蒸动真气，散越不收，扰乱不宁，有速毙耳。闻娄中老医穆

〔1〕艰：光绪本作“光”。

云谷，常诲人曰：蒸脐一法，有损无益，断不可行。旨哉言矣！亦并表之。

胡卣臣先生曰：艰嗣之故有五：一曰性偏刻，好发人阴私；一曰好洁，遇物多不适意处；一曰悭吝，持金钱不使漏一线；一曰喜娈童，非其所用，肝筋急伤；一曰多服热剂、铄真阴而尽之。嘉言此论，曲畅经旨，以辟方士之谬，而破轻信之惑，真救世之药言也！

论治伤寒药中宜用人参之法以解世俗之惑

伤寒病有宜用人参入药者，其辨不可不明。盖人受外感之邪，必先发汗以驱之。其发汗时，惟元气大旺者，外邪始乘药势而出。若元气素弱之人，药虽外行，气从中馁，轻者半出不出，留连为困；重者随元气缩入，发热无休，去生远矣！所以虚弱之体，必用人参三五七分，入表药中，少助元气，以为驱邪之主，使邪气得药，一涌而去，全非补养虚弱之意也。即和解药中，有人参之大力者居间，外邪遇正，自不争而退舍。设无大力者挡之，而邪气足以胜正气，其猛悍纵恣，安肯听命和解耶！故和解中之用人参，不过借之以得其平，亦非偏补一边之意也。而不知者，方谓伤寒无补法，邪得补弥炽，断不敢用。岂但伤寒一症，即痘疹初发不敢用，疟痢初发不敢用，中风、中痰、中寒、中暑，及痈疽产后，初时概不敢用，而虚人之遇重病，一切可生之机，悉置之不理矣。古今诸方，表汗用五积散、参苏饮、败毒散，和解用小柴胡汤、白虎汤、竹叶石膏汤等方，皆用人参，皆借人参之力，领出在内之邪，不使久留，乃得速愈为快。奈何世俗不察耶！独不见感入体虚之人，大热呻吟，数日间烁尽津液，身如枯柴。初非不汗之，汗之热不退；后非不和之下之，和之下之，热亦不退。医者技穷，委身而去。不思《内经》所言，汗出，不为汗衰者死，三下而不应者死，正谓病人元气已漓，而药不应手耳！夫人得感之初，元气未漓也；惟壮热不退，灼干津液，元气始漓。愚哉愚哉！倘起先药中用人参三五七分，领药深入驱邪，即刻热退神清，何致汗下不应耶！况夫古今时势不同，膏粱藜藿异体。李东垣治内伤兼外感者，用补中益气，加表药一二味，热服而散外邪，有功千古，姑置不论。止论伤寒专科，从仲景以致于今，明贤方书充栋，无不用人参在内。何为今日医家，单单除去人参不用，以阿谀求容，全失一脉相传宗旨。其治体虚病感之人，百无一活。俟阎君对簿日知之，悔无及矣。乃市井不知医者，又交口劝病人不宜服参，日睹男女亲族死亡，曾不悟旁操鄙见害之也。谨剖心沥血相告，且誓之曰：今后有以发表和中药内，不宜用人参之言误人者，死入犁耕地狱。盖不当用参而用之杀人者，皆是与黄芪、白术、当归、干姜、肉桂、大附子等药，同行温补之误所致。不与羌、独、柴、前、芎、桔、芷、芩、姜、半等药，同行汗、和之法所致也。汗、和药中兼用人参，从古至今，不曾伤人性命，安得视为砒鸩刀刃，固执不用耶！最可恨者，十百种药中，独归罪人参君主之药，世道人心，日趋于疾视长上，其酝酿皆始于此。昌安敢与乱同事，而不一亟辨之乎！

附人参败毒散注验：嘉靖己未，五六七月间，江南淮北，在处患时行瘟热病，沿门阖境传染相似。用本方倍人参，去前胡、独活，服者尽效，全无过失。万历戊子、己丑年，时疫盛行，凡服本方发表者，无不全活。又云：饥馑兵荒之余，饮食不节，起居不常，致患时气者，宜同此法。

昌按：彼时用方之意，倍加人参者，以瘟气易染之人，体必素虚也。其用柴胡即不用前胡，用羌活即不用独活者也，以体虚之人，不敢用复药表汗也。饥馑兵荒之余，人已内虚久困，非得人参之力以驱邪，邪必不去，所以服此方者，无不全活。今崇祯辛巳、壬午，时疫盛行，道殣相藉。各处医者，发汗和中药内，惟用人参者，多以活人。更有发斑一症最毒，惟用人参入消斑药内，全活者多，此人人所共见共闻者。而庸愚之执着不破，诚可哀也！又有富贵人，平素全赖参、术补助，及遇感发，尚不知而误用。譬之贼已至家，闭门攻之，反遭凶祸者有之。此则误用人参为温补，不得借之为口实也。

胡卣臣先生曰：将伤寒所以用人参之理，反覆辨论，即妇人孺子闻之，无不醒然，此立言之善法也。

论吴圣符单腹胀治法

圣符病单腹胀，腹大如箕，紧硬如石，胃中时生酸水，吞吐皆然，经年罔效。盖由医辈用孟浪成法，不察病之所起，与病成而变之理，增其势耳。昨见云间老医煎方，庞杂全无取义，惟肾气丸一方，犹是前人已试之法，但此病用之，譬适燕而南其指也。夫肾气丸为肿胀之圣药者，以能收摄肾气，使水不泛溢耳。今小水一昼夜六七行，沟渠顺导，水无泛滥之虞也。且谓益火之源，以消阴翳耳。今酸味皆从火化，尚可更益其火乎！又有指腹胀为食积，用局方峻攻，尤属可骇，仆不得不疏明其旨。夫圣符之疾，起于脾气不宣，郁而成火，使当时用火郁发之之法，升阳散火，病已豁然解矣！惟其愈郁愈湮，渐至胀满，则身中之气，一如天地不交而成否塞，病成而变矣。症似无火，全以火为之根，不究其根，但治其胀，如槟榔、厚朴、莱菔子之类，皆能耗气助火。于是病转入胃，日渐一日，煎熬津液，变成酸汁，胃口有如醋瓮，胃中之热，有如曲糵，俟谷饮一入，顷刻酿成酢味矣。有时新谷方咽，旧谷即为迸出，若互换者。缘新谷芳甘未变，胃爱而受之，其酸腐之余，自不能留也。夫人身天真之气，全在胃口，今暗从火化，津液升腾屑越，已非细故。况土曰稼穑，作甘者也；木曰曲直，作酸者也。甘反作酸，木来侮土，至春月木旺时，必为难治。及今可治，又治其胀，不治其酸，曾不思酸水入腹，胀必愈增，不塞源而遏流，其势有止极耶！试言其概。治火无过虚补、实泻两法，内郁虽宜从补，然甘温除热泻火之法，施于作酸日，其酸转增，用必无功。故驱其酸而返其甘，惟有用刚药一法。刚药者，气味俱雄之药，能变胃而不受胃变者也。参伍以协其平，但可用刚中之柔，不可用柔中之刚，如六味丸加桂、附，柔中之刚也。于六味作酸药中，入二味止酸药，当乎不当乎？刚中之柔，如连理汤丸是也，刚非过刚，更有柔以济其刚，可收去酸之绩矣。酸去而后治胀，破竹之势已成，迎刃可解，锢疾顿蠲。脾君复辟，保合太和，常有天命矣。孰是用药者后先铢两间，可无审乎！

善后多年，闻用黄柏、知母之属，始得全效，更奇之。刚柔诸药，为丸服之，胸中如地天交而成泰，爽不可言，胀病遂不劳余力而愈。

论善后之法

门人请曰：吾师治病，每每议先于药，究竟桴鼓相应，纤毫不爽，今果酸止胀消，脐收腹小，奏全绩矣！

不识意外尚有何患，恳将[1]善后之法，究极言之。答曰：悉乎哉，问也！《内经》病机，刘河间阐发颇该，至于微茫要渺，不能言下尽传，吾为子益广其义。夫病有逆传、顺传，种种不同，所谓病成之机则然。至于病去之机，从来无人道及。前论圣符之病，乃自脾入传于胃，今酸去胀消，亦自胃复返于脾。故善后之法，以理脾为急，而胃则次之，其机可得言也。设胃气未和，必不能驱疾，惟胃和方酸减谷增，渐复平人容蓄之常。然胃喜容蓄，脾未喜健运，倦怠多睡，惟乐按摩者有之；受食一盏，身若加重，受食三盏，身重若加一钧者有之；步履虽如常候，然登高涉险，则觉上重下轻，举足无力者有之；脾阳弗旺，食后善溉沸汤，借资于有形之热者有之；其病之余，夏热为瘅，秋清为疟，燥胜脾约，湿胜脾泄者有之。故理脾则百病不生，不理脾则诸疾续起，久之仍入于胃也。至若将息失宜，饮食房劳所犯，脾先受之，犹可言也。设忿怒之火一动，则挟木邪直侵胃土，原病陡发，不可言也。语以一朝之忿，亡身及亲为惑，垂戒深矣！又其始焉酸胀，胃中必另创一膜囊，如赘疣者，乃肝火冲入，透开胃膜，故所聚之水，暗从木化变酸，久久渐满，膜囊垂大，其腹之胀，以此为根。观其新谷入口，酸物迸出，而芳谷不出，及每食饴糖，如汲筒入喉，酸水随即涌出，皆可征也。若非另

〔1〕将：原本作“同”，据光绪本改。

一窠臼，则其呕时宜新腐俱出，如膈气之类，何得分别甚清耶？昨游玉峰，渠家请授他医调摄之旨，及语以另辟膜囊。其医不觉失笑曰：若是，则先生真见隔垣矣。吁嗟！下士闻道，固若此乎？订方用六君子汤，煎调赤石脂末。其医不解，岂知吾意中因其膜囊既空，而以是填之，俾不为异日患乎？吾昔治广陵一血蛊，服药百日后，大腹全消，左胁肋始露病根一长条，如小枕状，以法激之，呕出黑污斗许，余从大便泄去，始消。每思蛊胀，不论气血水痰，总必自辟一宇，如寇贼蟠据，必依山傍险，方可久聚。《内经》论五脏之积，皆有定所，何独于六腑之聚久为患，如鼓胀等类者，遂谓漫无根柢[1]区界乎？是亦可补病机之未逮。

附窠囊证据

许叔微《本事方》曰：微患饮澼三十年，始因少年夜坐写文，左向伏几，是以饮食多坠左边，中夜必饮酒数杯，又向左卧。壮时不觉，三五年后，觉酒止从左下有声，胁痛、食减、嘈杂，饮酒半盏即止，十数日必呕酸水数升。暑月止右边有汗，左边绝无。遍访名医及海上方，间或中病，止得月余复作。其补如天雄、附子、矾石；利如牵牛、甘遂、大戟，备尝之矣。自揣必有澼囊，如水之有科臼，不盈科不行，但清者可行，而浊者停滞，无路以决之。故积至五七日，必呕而去。脾土恶

〔1〕柢：原本作“坻”，据光绪本改。

湿，而水则流湿。莫若燥脾以去湿，崇土以填科臼，乃制苍术丸，服三月而疾除。由此观之，痰饮小患，尚有科臼，岂胀满大病，反无科臼乎？但许公酸水积至数升，必尽呕去，故不下渗于腹，若圣符则积之经年，腹中已容数斗。喉间连谷上涌者，不过数口而已。向非吾先治胃中酸水，腹内再可加一年之积乎！然腹中之事，言之反涉于诞，其不以为功也宜矣！昔贤自病三十年始悟，今之医辈，视人犹己者有几？况己病亦不知所由耶！其更数手而不能为善后计者，总之未透此一关耳！

胡卣臣先生曰：认病机处，溯流穷源，若河汉莫可纪极，然实凿凿有据，不涉影响，觉十年读书，三次折肱者，未必具此手眼。

详论赵三公令室伤寒危症始末并传诲门人

赵景翁太史，闻昌来虞谈医，一旦先之以驷马。昌心仪其贤，欲敬事而效药笼之用久矣。孟冬末，三公郎令室患伤寒。医药无功，渐至危笃。先日进白虎汤，其热稍缓。次日又进人参白虎汤，其势转重。惶惶求医，因而召诊。昌闻其咳声窘迫，诊其脉数无力，壮热不退，肌肤枯涩，沉困不食语。景翁先生曰：此病大难为，惟不肖尚可悉心图成，以报知己。疏方用仲景麻黄杏仁甘草石膏汤四味。先生颇疑麻黄僭汗，因问钱宗伯，公郎服西河柳、犀角而疾瘳，今可用乎？昌曰：论太阳阳明两经合病，其证颇似。但彼病秋热，此病冬寒，安得比而同治！况病中委曲多端，河柳、犀角，原非正法，惟仲景麻杏甘石一汤，允为此病天造地设，有一无二之良法。先生韪之。其房中女伴，以不省官话，兼未悉昌之生平，争用本地之经验名家，乃至服河柳而表终不解，服犀角而里终不解，且引热邪直攻心脏，其颠悖无伦，较胃实谵语更增十倍。医者始辞心偏，不可救药。吁嗟！人心位正中央，皇建有极，而何以忽偏耶！伤寒膀胱蓄血，有如狂一证。其最剧者，间一发狂，旋复自定。即心脏最虚，元神飞越者，间有惊狂卧起不安一证，未闻有心偏之说也。而病者何以得此乎？未几阳反独留，形如烟熏，发直头摇，竟成心绝之候。此段疑案，直若千古不决，孰知有麻杏甘石为持危扶颠之大药哉！门人请曰：麻杏甘石汤，不过一发表药耳，何以见其能起危困？万一用之罔效，又何以起后学之信从耶！余曰：此渊源一脉，仲景创法于前，吾阐扬于后，如锥入木，如范镕金，所以为天造地设，有一无二之法，用则必效，决无疑也。盖伤寒一证，虽云传足不传手，其实足经而兼手经者恒多。医者每遇足经六传之病，尚尔分证模糊，至遇兼手十二经之证，鲜不五色无主矣。足经譬西北也，手经譬东南也。道理之远近不同，势自不能以飞渡。然乘衅召邪，阻险割据，岂曰无之！今病家为足太阳膀胱、足阳明胃，两经合病，既已难任，更加两经之邪，袭入手太阴肺经，所以其重莫支。手太阴肺者，主统一身之气者也。气通则汗出，气闭则汗壅。从前发汗而不得汗，驯至肌肤枯涩，岂非肺主皮毛，肺气壅闭，津液不通，漫无润泽耶！任用柴胡、葛根、河柳辛凉解肌，如以水投石，有拒无纳，职此故耳。病者为昆邑开府王澄川先生之女，孝敬夙成，皎然与女曜争光。澄川先生，常患鼻齄，诸女禀之，咸苦肺气不清，鼻间窒塞，所以邪易凑入。才病外感，便当蚤为足经传手之虑，通其肺气之壅，俾得汗出邪散，始称哲医。况病为足太阳膀胱、足阳明胃，两经合病，则足太阳之邪，由背而贯胸；足阳明之邪，由胸而彻背。肺为华盖，覆于胸背之上，如钱孝廉素无肺患者，病时尚且咳嗽紧逼，岂居尝肺气不清之体，可堪两经之邪交射乎？其用白虎汤，为秋令清肃之药，肺金所喜，故病势稍持。才加人参五分，即转沉重，岂非肺热反伤之左券乎？至于犀角，乃手少阴心经之药，夏月心火亢甚，间有可用，冬月水盛火亏，断非所宜。又况手少阴心经，与手太阴肺经，膜属相联，以手经而传手经，其事最便。所以才一用之，随领注肺之邪，直攻心脏。正如足太阳误用葛根，即领其邪传入阳明之例耳。不然，伤寒之邪，过经不解，蕴崇日久，不过袭入厥阴心胞络已耳，岂有直攻心脏之理哉！吾用麻黄发肺邪，杏仁下肺气，石膏清肺热，甘草缓肺急，盖深识仲景制方之妙，专主足经太阳者，复可通于手经太阴用之，一举而解手足两经之危，游刃空虚，恢恢有余，宁至手复传手，而蹈凶祸乎！乃知肺脏连心，正如三辅接壤王畿，误用犀角，领邪攻心，无异献门迎贼。天之报施圣君贤女，抑何惨耶！余非乏才无具者，而袖手旁观，不禁言之亲切，有如子规之啼血而已矣！

《中医经典文库》书目

一、基础篇

《内经知要》
《难经本义》
《伤寒贯珠集》
《伤寒来苏集》
《伤寒明理论》
《类证活人书》
《经方实验录》
《金匮要略心典》
《金匮方论衍义》
《温热经纬》
《温疫论》
《时病论》
《疫疹一得》
《伤寒温疫条辨》
《广温疫论》
《六因条辨》
《随息居重订霍乱论》
《濒湖脉学》
《诊家正眼》
《脉经》
《四诊抉微》
《察舌辨症新法》
《三指禅》
《脉贯》
《苍生司命》
《金匮要略广注》
《古今名医汇粹》
《医法圆通》

二、方药篇

《珍珠囊》
《珍珠囊补遗药性赋》
《本草备要》
《神农本草经》
《雷公炮炙论》
《本草纲目拾遗》
《汤液本草》
《本草经集注》
《药性赋白话解》
《药性歌括四百味》
《医方集解》
《汤头歌诀》
《济生方》
《医方考》
《世医得效方》
《串雅全书》
《肘后备急方》
《太平惠民和剂局方》
《普济本事方》
《古今名医方论》
《绛雪园古方选注》
《太医院秘藏丸散膏丹方剂》
《明清验方三百种》
《本草崇原》
《经方例释》
《经验良方全集》
《本经逢原》
《得配本草》
《鲁府禁方》
《雷公炮制药性解》
《本草新编》
《成方便读》
《药鉴》
《本草求真》
《医方选要》

三、临床篇

《脾胃论》
《血证论》
《素问玄机原病式》
《黄帝素问宣明论方》
《兰室秘藏》
《金匮翼》
《内外伤辨惑论》
《傅青主男科》
《症因脉治》
《理虚元鉴》
《医醇賸义》
《中风斠诠》
《阴证略例》
《素问病机气宜保命集》
《金匮钩玄》
《张聿青医案》
《洞天奥旨》
《外科精要》
《外科正宗》
《外科证治全生集》
《外治寿世方》
《外科选要》
《疡科心得集》
《伤科补要》
《刘涓子鬼遗方》
《外科理例》

《绛雪丹书》
《理瀹骈文》
《正体类要》
《仙授理伤续断方》
《妇人大全良方》
《济阴纲目》
《女科要旨》
《妇科玉尺》
《傅青主女科》
《陈素庵妇科补解》
《女科百问》
《女科经纶》
《小儿药证直诀》
《幼科发挥》
《幼科释谜》
《幼幼集成》
《颅囟经》
《活幼心书》
《审视瑶函》
《银海精微》
《秘传眼科龙木论》
《重楼玉钥》
《针灸大成》
《子午流注针经》
《针灸聚英》
《针灸甲乙经》
《证治针经》
《勉学堂针灸集成》
《厘正按摩要术》
《饮膳正要》
《遵生八笺》
《老老恒言》
《明医指掌》
《医学从众录》
《读医随笔》
《医灯续焰》
《急救广生集》

四、医论医话医案

《格致余论》
《临证指南医案》
《医学读书记》
《寓意草》
《医旨绪余》
《清代名医医案精华》
《局方发挥》
《医贯》
《医学源流论》
《古今医案按》
《医学真传》
《医经溯洄集》
《冷庐医话》
《西溪书屋夜话录》
《医学正传》
《三因极一病证方论》
《脉因证治》
《类证治裁》
《医碥》
《儒门事亲》
《卫生宝鉴》
《王孟英医案》
《齐氏医案》
《清代秘本医书四种》
《删补颐生微论》
《医理真传》
《王九峰医案》
《吴鞠通医案》
《柳选四家医案》

五、综合篇

《医学启源》
《医宗必读》
《医门法律》
《丹溪心法》
《秘传证治要诀及类方》
《万病回春》
《石室秘录》
《先醒斋医学广笔记》
《辨证录》
《兰台轨范》
《洁古家珍》
《此事难知》
《证治汇补》
《医林改错》
《古今医鉴》
《医学心悟》
《医学三字经》
《明医杂著》
《奉时旨要》
《医学答问》
《医学三信篇》
《医学研悦》
《医宗说约》
《不居集》
《吴中珍本医籍四种》